EAT · WELL

好好吃饭
能变瘦

谢佳妤 李瑞芬
著

TO LOSE WEIGHT

 贵州科技出版社

图书在版编目（ＣＩＰ）数据

好好吃饭能变瘦 / 谢佳妤，李瑞芬著 . -- 贵阳：
贵州科技出版社，2022.5
ISBN 978-7-5532-1045-2

Ⅰ.①好… Ⅱ.①谢… ②李… Ⅲ.①减肥—膳食营
养—合理营养 Ⅳ.① R161 ② R15

中国版本图书馆 CIP 数据核字（2022）第 054294 号

好好吃饭能变瘦

HAOHAO CHIFAN NENG BIANSHOU

出版发行	贵州科技出版社
地　　址	贵阳市中天会展城会展东路 A 座（邮政编码：550081）
网　　址	https://www.gzstph.com
出 版 人	朱文迅
经　　销	全国各地新华书店
印　　刷	朗翔印刷（天津）有限公司
版　　次	2022 年 5 月第 1 版
印　　次	2022 年 5 月第 1 次印刷
字　　数	270 千字
印　　张	16
开　　本	710mm×1000mm　1/16
书　　号	ISBN 978-7-5532-1045-2
定　　价	64.80 元

天猫旗舰店：http://gzkjcbs. tmall. com
京东专营店：http://mall.jd.com/index-10293347.html

推荐序

　　《好好吃饭能变瘦》作为女儿谢佳妤的第一本书即将问世。这本书是写给社会上一个庞大的群体，即超重甚至肥胖人群的。一项全面的综合分析显示，全球大约有23亿人超重，约占全球总人口的1/3，其中大约7亿人属于肥胖人群。而我国成年居民超重率为34.3%、肥胖率为16.4%。事实上，肥胖已成为世界难题。

　　我们过去的观念认为白白胖胖似乎才是健康的表现，但现在看来，肥胖是一种疾病。在体重超标的人群中，30%患有高血压，大多数患有高血脂，这两种因素是导致心脑血管疾病的直接原因。如果是中度肥胖，患糖尿病的概率会增加4倍；如果是重度肥胖，患糖尿病的概率则会飙升30倍之多。还有许多疾病的发生和肥胖有关，诸如睡眠呼吸暂停综合征、脂肪肝、不孕不育、各种皮肤病，甚至癌症。肥胖可使患者预期寿命平均减少6~7年，其中严重肥胖使男性预期寿命减少20年。显然，肥胖已经成为当今危害人类健康最常见的杀手。

　　减肥的方法有很多种，但各有利弊。譬如，节食让人太饿受不了，运动无法坚持，抽脂只能抽局部，于是减肥药曾在市场上风靡一时。市面上的减肥药五花八门，都宣称健康无害，但却经不起推敲。减肥药一般含有利尿剂，通过排除体内的水分来"减水"，并非减脂，因此停用后体重很快会反弹。还有一些减肥药短期内看不到副作用，但长期使用后，有的会引起内分泌紊乱，有的会引起心血管、脏器病变，后果严重。

我的门诊有时会接待要求帮助减肥的病人，更多的是家长带着胖胖的孩子来调理。遇到这种情况，除了按脉看舌，开一个疗程的中药调五脏平衡阴阳，我还会要求病人减少主食和高脂高糖食物的摄入，限制食物的总摄入量。此时，我会让病人中午饭和晚饭各减至平时饭量的一半，每日坚持一小时的体育锻炼（可快走、慢跑、游泳或打球）。如果病人能完全按照我的医嘱执行，那么他的体重会逐渐平稳地减少。如今有了《好好吃饭能变瘦》这本书，通过合理、科学地选择和搭配饮食，原本行之有效的减肥方案会锦上添花。

佳妤在这本书中总结和整理了她奶奶也就是我母亲李瑞芬一生最宝贵的营养经验。母亲一生保持苗条的身材，162 cm的身高，体重始终维持在50 kg上下。母亲的秘诀其实就是四个字：营养平衡。她生前经常向周围的人讲述，营养平衡不仅体现在每一餐食物的搭配上，也体现在餐与餐之间的平衡上，比如昨日你参加了宴席，饱餐了一顿，那么今日在家就可以喝一碗清粥，吃一点儿小菜，这样与昨日的饱餐就平衡了。女儿从小受她奶奶营养平衡理念的影响，记得还在上小学的时候，她写了一篇文章《我有一个会吃的奶奶》，后来该文被《中国食品》杂志登载。在这篇文章中，她用"一口菜，一口肉，一口饭"这样最简洁、最朴素的概念来阐释营养平衡理念。她还引述了母亲的那句家喻户晓的营养谚语："吃四条腿的，不如吃两条腿的；吃两条腿的，不如吃'一条腿'的；吃'一条腿'的，不如吃没腿的。"意思是吃四条腿的猪、牛、羊肉，不如吃两条腿的鸡、鸭、鹅肉，吃两条腿的不如吃"一条腿"的蘑菇，吃"一条腿"的不如吃没腿的鱼。

《好好吃饭能变瘦》重点介绍了佳妤奶奶维持苗条身材的秘诀，通过营养搭配帮助超重甚至肥胖的人科学、安全减肥。本书教你如何吃出"易瘦"体质，如：吃得要杂，品种要多；吃得要平衡，包括荤素平衡、精杂平衡；而饥饱平衡是说每餐吃七八分饱，太饱会伤胃，同时也不要用饥饿法减肥，太饥会伤肠。此外，还要注意寒热平衡、干稀平衡、摄入和排出平衡。

对于多食碳水化合物是否会引起肥胖，本书认为要具体情况具体分析：碳水化合物有"好碳水""中性碳水"和"坏碳水"之分。白色碳水化合物主要是糖类，如白糖、各种糕点、饮料中所含的糖，属于"坏碳水"，是一定要控制的。米色碳水化合物来自富含淀粉的食物，如米、面、土豆、薯类、山药等，它们进入人体后会提供较多的能量，但如果摄入过多，多余的葡萄糖会转化为脂肪，导致发胖，属于"中性碳水"，要注意不能过量。绿色碳水化合物主要来自蔬菜和水果中的膳食纤维，食之能产生饱腹感，还能补充必要的维生素、矿物质等，属于"好碳水"。

膳食纤维对现代人来说可是个好东西，那么如何补充膳食纤维呢？本书主张多吃全谷物食物和粗粮、杂粮；多吃蔬菜、水果，最好带皮吃；多吃鲜豆类，如毛豆、豌豆等高纤维食物，还可喝豆浆。此外，海鱼、酸奶也是有益健康的好食品。本书还主张要吃对脂肪，不吃反式脂肪酸，少吃饱和脂肪酸，控制不饱和脂肪酸（如橄榄油、山茶油、菜籽油、胡麻油、核桃油、花生油等）的摄入量。

许多减肥失败者以食物为敌，与自己的食欲做斗争，其实是在损害自己的身体，这是大错特错的。本书提倡要与食物握手言和，关键是要吃对食物，好好吃饭就能变瘦。人体每天摄入的蛋白质、脂肪和碳水化合物是有一定比例的，我们吃饭就是要遵循食物的黄金比例。如果不按比例吃，膳食结构不合理，就会破坏三大营养素的平衡，导致机体代谢紊乱。因此，佳妤根据她奶奶的理念，对肥胖者提出三点建议：①管住嘴，尽量低脂饮食。②适当控制碳水化合物的摄入量。③迈开腿，增加能量消耗。本书的营养减脂三原则：①膳食中的食物种类越多越好。②摄取食物的种属越远越好。③不同种类食物的进食时间越近越好。佳妤奶奶的减肥顺口溜：营养你的心，苗条你的身，管住你的嘴，摆动你的腿。

《好好吃饭能变瘦》是女儿根据我母亲的遗稿写成的，女儿为了继承和发扬我母亲的营养学遗产做了很多努力，认真整理了我母亲留下的几十万字的营养学遗稿。如今这本十分接地气的《好好吃饭能变瘦》终于出版了，它用老百姓最容易接受的通俗语言，讲述科学的营养知识，讲述如何正确地选择食物，讲述如何通过好好吃饭变瘦、减肥，并配上许多实用的食谱和精美的图片。女儿的第一本书终于问世了，愿这本书能够承载母亲的营养卓识，帮助更多的人远离肥胖的困扰。

谢文纬

2021 年 12 月 8 日

自序

我第一次觉得吃饭如此重要是在20岁左右时。那时候，保持身材对我来说就像工作一样重要。曾经作为演员的我也一度陷入身材容貌焦虑，以至于常常对自己说："再吃！以后就没饭吃了！"我也试过很多流行的减肥方法，结果不是复胖就是随之而来的暴食，甚至还影响了月经期，导致爸爸不得不用中药帮我调理身体。

我感恩自己生于医学世家，从小的耳濡目染让我很快意识到健康的重要性，之后我更是成为高级食疗调理师等。随之而来的使命感让我深深爱上了这项能够带给人健康和美丽的事业。接下来，我要传承奶奶的营养学知识，完成奶奶生前的遗愿——"让营养走进千家万户"，让更多人因此而受益。我传承奶奶营养学知识的课程，在网上已经有几万人次收听。带给人们更健康的生活方式成了我的目标和不断前进的方向。

我相信因果：今天种下"美好的自己"，养成健康的饮食习惯，在未来就一定会收获和遇见更好的自己。我们的身体就是未来所结的"果"。中医讲的"治未病"也是这个道理。如果今天不好好爱惜、养护我们的身体，未来必定会生病，这也许就是最显而易见的"因果"。

你真的好好吃饭了吗？说实话，在很小的时候，我并不知道饮食能带给我多大的改变，能对我有多大的影响。幸运的是，我有一个"会吃饭"的"仙女"奶奶，她那么"会吃"，以至于体重永远保持在50 kg上下。在她的"一口菜，一口肉，一口饭"之类的教导下，我很早就学会了好好吃饭。

我对美食的热爱可能是与生俱来的，说我是"天生的吃货"绝不为过。出生后不久，因为被妈妈喂了很多奶酪，我成了眼睛呈一条缝的小胖子。到了幼儿园，我也从来不需要老师喂饭，还因为一次吃了七个包子成了幼儿园的"吃饭模范"。再后来，我进入以拼"瘦"闻名的演艺圈，大家比的是谁吃饭更少、谁的身材更好，"好好吃饭能变瘦"简直是天方夜谭。因此，对于我这样爱吃、想瘦、爱美、爱健康的女孩子来说，掌握越吃越瘦的"魔法"非常必要。这使我想到了我的"仙女"奶奶，她究竟是喝了怎样的"露水"呢？大概就是一种正确选择食物的方法和一种健康的营养观念吧。

这本书将为你揭秘来自医学营养世家的美食之道，还有真正让你越吃越瘦的美食。

食物也要"内外兼修"，不光要美味，也要具备"内在美"——健康和营养价值。一味地追求味美，不是长久之计。我们要把食物变成真正滋养我们的东西，不要因为过于追求美味而忘记它本身的价值。在这个快节奏的时代，希望你可以真正地爱自己。你是否认真地吃好每一顿饭，你的身体将来会给你答案。

在这个对身材容貌焦虑泛滥的时代，人人都喊着要减肥，并且每天都有人在错误的减肥道路上重蹈覆辙。我也曾因过度热爱美食，体重超过60 kg，现在常年保持在50 kg上下，对于我170 cm的身高来说已经很难得了。前提是，我并没有放弃喜爱的美食，只是选对了食物和方法。希望看到这本书的你，不要焦虑，不要慌张。我们改变是为了自己，不是为了其他任何人和事，更不要因为减肥把自己的身体搞垮了。

最后，愿你不止有健康苗条的好身材，更有改变自己的信念，因为满怀希望就会所向披靡。我相信文字是有能量的，它让我们在这里相遇，希望我的书带给你走向健康的力量。很高兴认识你，期待你成为全新的自己。

谢佳妤

2022 年 1 月 6 日

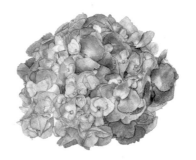

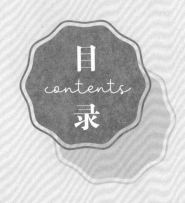

目录 contents

第一章
让身体没有任何
负担的营养法则

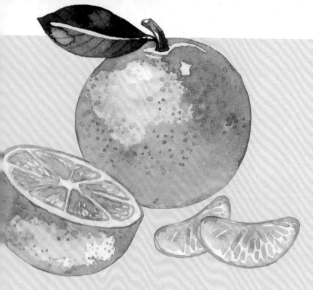

第二章
身材管理，
饮食是王道

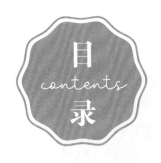

目录
contents

第三章
吃得对，不仅会瘦，
更有好气色

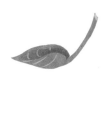

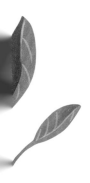

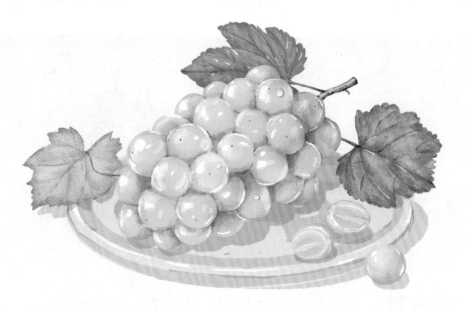

第四章
动动嘴就能逆转衰老的不二法门

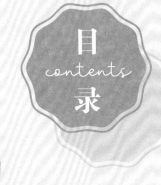

目
contents
录

第五章
精神饱满好状态，
没有什么是美食不能搞定的

综合食谱

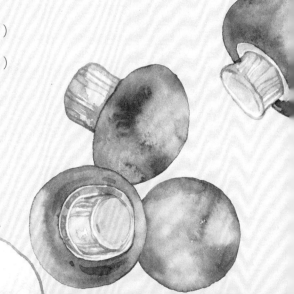

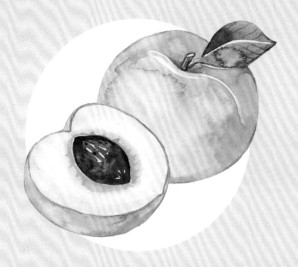

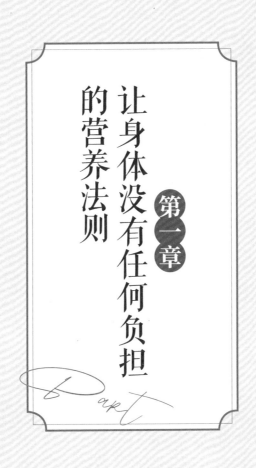

第一章

让身体没有任何负担的营养法则

Part

01 吃饭的平衡法则，吃对了一辈子不会胖

吃出来的"易瘦"体质

对于每一个想要追求理想体重、轻盈体态的人来说，每天睁开眼睛后都要面对一个残酷的选择：美丽还是美食？

如果人类可以获得一种超能力，"狂吃不胖"一定会在很多人的清单上占据榜首。毕竟，美食的诱惑实在是太大了——火锅、烧烤、小龙虾、奶茶、可乐、冰激凌……哪个都是减肥路上的绊脚石、无法割舍的心头好。

身在美食之国，"吃"对于我们来说已经不仅仅是为了填饱肚子，而是成为一种放松和享受。

那么，有没有一种办法既能够满足我们对美食的欲望，又能满足身体营养平衡的需求，还能同时保持身材苗条不走样呢？

这个想法虽然贪心，却并非天方夜谭。

简单来说，人体是由营养物质组成的，通过与周围环境进行物质交换，并保持平衡，才能维持生命与健康。

如果我们能将每天吃的食物按照人体所需进行合理调配与烹调，做到合理平衡、美味可口，全面达到营养素供给量标准，并且遵循吃饭的十大平衡法则，就不仅能给身体提供最好的营养，也能让人轻松拥有"易瘦"体质。

主食vs副食

减肥就要断碳水？

在听信了某些瘦身指南的"妙招"后，很多人为了保持身材，毅然抛弃了

所有主食，每日与青菜果蔬"相依为命"。

这种因噎废食的举动真的有效吗？

诚然，如果人体摄入碳水化合物过量，而蛋白质、脂肪摄入又太少，多余的淀粉就会在体内分解成葡萄糖，直接转化为饱和脂肪酸在体内储存起来，造成肥胖；而完全不吃主食，也会使人体因碳水化合物摄入不足出现疲倦、乏力，甚至因血糖波动过快出现头痛、嗜睡等症状。

主食不是洪水猛兽，在吃与不吃之间，需要把握以下几点平衡守则：

·《中国居民膳食指南（2016）》提出，一个健康成人每天的主食应包括谷薯类、杂豆类，食物品种数平均应在3种以上，每周应在5种以上；副食应包括肉类、蔬果、蛋、奶、大豆及其制品等。其中，动物性食物平均每天要摄入3种以上，每周5种以上；蔬菜、水果平均每天要摄入4种以上，每周10种以上。

·按照一日三餐食物品种数的分配，早餐要吃4~5个品种，午餐要吃5~6个品种，晚餐也要吃4~5个品种，并且每餐都要有主有副，这样才是兼顾美丽与健康的长久之法。

荤食vs素食

减肥期间究竟能不能吃肉，恐怕大部分人的答案都是"NO"！

不管是红烧肉还是羊小排，那滋滋作响的油脂、散发着诱人气息的脂肪，看一眼似乎身上都会凭空长出二两膘，远不如水煮西蓝花、生啃胡萝卜来得让人心安。

然而，只吃素真的就能让人变瘦吗？

这个答案嘛，看看熊猫就知道了。

虽然素食中含有大量的维生素和膳食纤维，却缺少人体必不可少的脂肪、优质蛋白质和某些矿物质，长期吃素容易引起营养不良，得不偿失。

要想解决这个问题其实也不难，只需要简单几步，就能做到荤素平衡，比如：在炖排骨时，可以加些豆角、土豆、萝卜、香菇等；吃红烧肉时，可以搭配凉拌黄瓜、清炒绿叶菜等，既能解腻，又能让你摄入多种不同的营养素。

杂vs精

虽然《论语》有云："食不厌精，脍不厌细。"但这并不适用于日常饮食。

长期食用精米细面会导致B族维生素、膳食纤维缺乏，热量摄入超量，以至营养不平衡，从而诱发各种疾病；而粗粮中恰恰保留了上述营养素。为了维持杂精平衡，我们可以试试以下几种方法：

· 多吃五谷杂粮，粗粮、杂粮要搭配精米细面一起吃才健康。

· 蔬菜吃得粗一些，一些蔬菜和水果的茎、叶、根、皮等部位不要全部丢弃，因为它们可能更有营养，如莴笋叶中胡萝卜素和钙的含量比莴笋茎中的高5.4倍。从营养的角度来说，那些被丢弃的菜叶、果皮才是上等的菜肴。

· 各种食物搭配花样多一些、品种齐一些，最好每天能吃上25~30种，这样才能让食物中的营养素起到互补作用，获得的营养才会更全面。

饥vs饱

好身材易得，最难过的一关就是"饿"。

很多人减肥失败，不是瘦不下来，而是坚持不下去。一饿就瘦，一吃就胖，如此反反复复。其实他们已经陷入一个误区，很容易因饥饱不均而影响胃肠功能，日久还会得各种慢性疾病。

饥不可太饥，饱不可太饱，太饥则伤肠，太饱则伤胃。这就是饥与饱的平衡原则。

当然，饥与饱的平衡要因人而异。

每天活动量较大的成人，一天十几个小时需要消耗大量的热量，就要吃得稍饱一点，以免还不到用餐时间就饥饿难忍，精力不支；劳动强度小的就可吃得稍少一点。

一天之内，你只需将自己平常的饮食总量平均分为三餐，最好每餐都吃七八分饱，这样既不会给胃肠增加负担，又不会在吃下一餐之前过早感觉饿。

寒vs热

大自然有春、夏、秋、冬四季，食物也有寒、热、温、凉四性之别。

简单来说，饮食与环境的寒热平衡，就是根据不同的气候、环境选择适合的饮食。比如，在炎热的夏天，吃一块凉甜爽口的西瓜就能让人神清气爽；而在寒冷的冬天，喝一碗热乎乎的羊肉汤，既能益气补虚，又能为身体增加热量以抵御寒冷。

食物与食物之间同样要符合寒热平衡的原理。比如吃涮羊肉时，为防止上火，可以搭配些凉性的白菜、粉丝；吃螃蟹时，为中和螃蟹的寒性，就要搭配些热性的姜末；外感风寒要喝解表发汗的红糖姜茶……

干vs稀

为了增加饱腹感，想要维持身材又不想放弃美食的人想出了一个绝妙的主意——喝汤。把各种食材丢进水里做出的汤不仅饱腹有营养，还能补充水分，岂不是一举多得？

这个办法确实不错，水是各种营养素的载体，汤、粥等半流质饮食可以促进胃肠对食物的消化吸收。然而，凡事过犹不及，餐餐如此绝不是一个好习惯。

不妨将这个办法改良一下：三餐当中，可以将牛奶、豆浆、粥、汤等搭配干食一起食用，每餐有稀有干，不仅吃着顺当舒服，食物到肠道内也容易被消化吸收，何乐而不为呢？

摄入vs排出

明明吃同样分量的食物，为什么有的人光吃不胖，有的人立刻脸肿一圈呢？

其实，保持好身材的关键从来不在于吃了多少。

人体之所以会有胖瘦之分，关键在于摄入与排出是否平衡。

所谓摄入与排出的平衡，是指身体摄入各种营养素与排出代谢废弃物的动态平衡。身体保持有摄入、有排出的动态平衡，才能维持正常的新陈代谢，保证体内各个器官有条不紊地工作。

如果摄入多于排出，人就会发胖，增加患慢性疾病的风险；相反，如果排出多于摄入，人就会慢慢消瘦。

要做到摄入与排出平衡，拥有不会变胖的超能力，最重要的一点是要做到"量腹而受"，保证每天的进食量与体力消耗量平衡。比如在工作或学习之余适量增加体力活动、每天步行一个小时等，尽量不让多余的热量在体内储存。

动vs静

"管住嘴，迈开腿"是减脂届的一句至理名言。

管住嘴，是控制饮食；迈开腿，是加强运动。双管齐下，才能效果拔群。

然而，并不是所有的运动都对身体有益无害。在"迈开腿"的过程中，要保持一种动与静的平衡，即食前忌动，食后忌静。

原因很简单，餐前半小时或餐后立即剧烈活动，会影响消化液分泌；吃饱就躺，又不利于食物的消化吸收，容易导致发胖。

正确的做法是，在饭前饭后的半小时内都不要进行剧烈活动。可在饭后半小时后适当进行些轻微的活动，如慢步走，既能促进食物的消化吸收，又能把吃进去的多余热量消耗掉。

情绪vs食欲

很多人都有过这种感觉：心情不佳时，面对珍馐美味也没心思享用，而一高兴又会食欲大增、胡吃海喝。

这些都是很不好的饮食习惯。

古人曾说："胃好恬愉。"意思是说，我们的胃肠喜欢它的主人在平静愉悦的情绪下吃饭，这样最有利于它们发挥自己的消化功能，帮助主人消化吸收各类食物。

因此，千万别让情绪来操控你的食欲哦！

当情绪过喜或过悲时，可以暂缓进食，先调节一下自己的情绪，比如听听音乐、发一会儿呆、找人倾诉一下等。待情绪平稳之后再进食，才能享受美食。

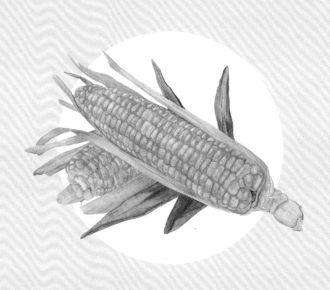

02 身体变差的原因是糖类摄入过量

无处不在的"甜蜜"陷阱

众所周知，糖类是减肥的大敌，为了不让所有的努力功亏一篑，我们拒绝了饮料、蛋糕、巧克力，在奶茶的终极诱惑下艰难地喊出"去糖去冰"。然而，这样就安全了吗？

别急，这个话题还要从头说起。

从概念上来说，碳水化合物又称糖类，它与我们认知中的"糖"并不完全吻合，而是由碳、氢、氧三种元素组成的一大类化合物。它是人体的主要能量来源，在体内可以转化成脂肪，也可以转化成能合成蛋白质的部分氨基酸（非必需氨基酸），是人体重要的营养素之一。

碳水化合物的种类很多，可分为单糖、寡糖和多糖。

单糖是最简单的糖类分子，葡萄糖、果糖、半乳糖、甘露醇都属于单糖。

寡糖是由2~20个糖单位通过糖苷键连接起来的碳水化合物，棉子糖、水苏糖、毛蕊花糖都属于寡糖。

由20个以上单糖分子通过糖苷键连接而成的糖链高分子碳水化合物即多糖，淀粉、果胶、纤维素都属于此列。

在我们的日常膳食中，碳水化合物的主要来源是植物性食物，如谷物、豆类、薯类、蔬菜、水果及坚果等。另外还有些纯碳水化合物，像白糖、方糖、饮料、啤酒等。

从化学结构上来看，膳食纤维也属于糖类，是不被人体消化吸收的一类多糖，因其对人体的功能特殊，单列为一大类营养素。

嫌疑犯X的现身

虽然被很多减肥人士视为洪水猛兽，但碳水化合物并不是个坏东西！

它作为人体三大产能营养素之一，最大的本领就是为人体提供能量。

首先，在中国人的膳食习惯中，每餐几乎必吃主食，如米饭、面条、馒头、饼等。这些高碳水化合物组合的饮食，可以给我们带来饱腹感，迅速为身体补充能量。

其次，碳水化合物中的葡萄糖还会影响我们的神经系统。

很多人都有这样的体验，当长时间没有进食后，会出现头晕、心悸、出冷汗等症状，这其实就是体内的血糖浓度降低了，导致脑组织因缺乏能量而出现的某些功能性障碍。这时，吃一点能快速分解为葡萄糖的食物，如巧克力、糖等，往往很快就能缓解不适。

此外，碳水化合物还能协助肝脏解毒。当你身体内肝糖原丰富时，对病毒、细菌的抵抗能力就强；反之就会降低身体免疫力。

既然碳水化合物有这样多的好处，为什么还要控制呢？难道仅仅是因为它会导致肥胖吗？

事实并非如此。

根据我国推荐的每日膳食营养素供给量标准，一个健康成人每天所吃的蛋白质、脂肪、碳水化合物的摄入热量比例应该是，蛋白质占每日总热量的10%～15%；脂肪占20%～30%；碳水化合物占55%～65%，一般不建议超过70%。

当然，数据只是一个参考，并不是绝对的。

由于人们的工作性质、劳动强度、生活水平等不同，对碳水化合物的需求量也不同，所以碳水化合物没有明确的推荐摄入量，它主要取决于人体总能量的需求。比如，一些重体力劳动者每天对碳水化合物的需求量就明显高于轻微体力劳动者，工地上劳作的工人肯定要比坐在电脑前写小说、填表格的人吃的主食量多。

然而，不管一个人体质如何，三大产能营养素相互之间必须保持一定的比例，才能做到平衡膳食，合理营养。

这个比例应该是相对固定的，一旦被打破，就会引起代谢紊乱，人就容易得病。

如果一个人食用过多碳水化合物，消耗不了的部分在体内可以直接转化成饱和脂肪酸，不仅会导致肥胖、血脂增高，高血压、心脑血管疾病、代谢综合征、糖尿病等也会接踵而来。

好碳水，坏碳水

既不能完全拒绝，又不能摄入过量；

多一分体脂超标，少一分血糖下降。

面对这样一个磨人的"小妖精"，最有效的降服办法就是奶奶总结过的一句话："低碳饮食，控制碳水化合物的摄入量。"

如果把这句话翻译成时下流行的词汇，那就是——"控糖"。

为了更好地帮助大家了解怎样摄入低碳饮食，奶奶还将碳水化合物分成了不同的颜色，不同颜色的碳水化合物对应的功能也大不一样，有些是"好碳水"，有些是"坏碳水"，看一眼就能做到心中有数：

米色碳水化合物

这类碳水化合物来自我们常吃的富含淀粉的食物，如米饭、面条、面包，还有土豆、薯类、芋头、山药等。它们进入人体后会提供较多的能量，但摄入过多，就会转化为脂肪，导致发胖。

它属于"中性碳水"，没有好坏之分，但一定要注意不能过量。

白色碳水化合物

这类碳水化合物主要就是糖类，如白糖，各种糕点、饮料中所含的糖，以及精加工零食中的糖等。

它属于"坏碳水"，是一定要控制摄入量的。

绿色碳水化合物

这类碳水化合物主要来自蔬菜和水果中的膳食纤维，它不仅能让我们更容易产生饱腹感，还能为我们的身体提供必要的维生素、矿物质等，是对人体非常有益的碳水化合物，所以是"好碳水"。

正确的低碳饮食法则其实就是多吃"好碳水"，少吃"坏碳水"。

这就需要我们在日常生活中多选"好碳水"食物，如绿色蔬菜、新鲜水果等；控制"中性碳水"的摄入量，可用其他食物代替，如全麦食物、粗粮、杂豆等；同时减少"坏碳水"的摄入量。

除此以外，还可以再搭配些瘦肉、鱼类、蛋、奶及豆制品等，来丰富你的餐桌，让你每一餐的食物中至少有一半是绿色或颜色鲜艳的食物，既养生，又养眼。

常见食物中碳水化合物含量（g/100 g可食部计）见表1-1。

表1-1　常见食物中碳水化合物含量（g/100 g可食部计）

食物名称	碳水化合物含量	食物名称	碳水化合物含量
稻米（平均）	77.9	马铃薯（土豆）	17.2
标准小麦粉	73.6	蚕豆淀粉	85.3
富强小麦粉	75.2	藕　粉	93.0
黑　米	72.2	魔芋精粉	78.8
玉米面	75.2	黄豆（大豆）	34.2
小　米	75.1	绿　豆	62.0
高粱米	74.7	赤小豆	63.4
黄　米	76.9	芸豆（红）	62.5
苦荞麦粉	66.0	莲子（干）	67.2
莜麦面	67.8	板栗（鲜）	42.2
马铃薯粉	77.4	花生仁（生）	21.7

03 既能强化免疫力，又能帮助快速减肥的膳食纤维

吃不胖的秘密

每当看到别人大快朵颐，自己却只能默默忍受，让羡慕的"泪水"从嘴角慢慢流下的时候，每个人都会在心里默念：要是世界上有一种越吃越瘦的食物，该有多好啊！

可能上天听到了太多这样的祷告，真的满足了人们的这一愿望，这种神奇的食物就是膳食纤维。

从化学结构上讲，膳食纤维属于多糖类。然而，由于人体内缺乏分解消化纤维素的酶类，膳食纤维不易被人体消化吸收，只能作为粪便被排出体外。

正是由于这一神奇特性，膳食纤维在进入人体后不能被消化，也不能产生热量，充其量就是进行免费的"观光一日游"。因此，营养学家曾在很长一段时期内，将膳食纤维看成几乎完全没有营养价值的食物成分，使其备受冷落。

直到近些年来，随着人们的食物越来越精，高脂肪、低纤维素的西方饮食结构日益蔓延，患慢性便秘的人越来越多，人们才惊讶地发现，那个看起来"毫无用处"的膳食纤维，不仅能润肠通便，降血压、降血脂，调控血糖水平，还能抗癌解毒，对预防便秘、肥胖、高血压、高血脂、糖尿病和肠癌等具有重要作用。

随着研究的深入，人们更是将其与传统的六大营养素——蛋白质、脂肪、碳水化合物、维生素、矿物质、水并列，称之为"第七营养素"，认为膳食纤维是平衡膳食结构的必要营养素之一。

当然，有关膳食纤维最让人津津乐道的一点，还是它的减肥功能。

一方面，膳食纤维可以减缓食物由胃进入肠道的速度，还具有很强的吸水性，从而使人产生饱腹感而减少热量摄入，达到控制体重和减肥的作用。

另一方面，肠道内膳食纤维增多，发酵，会诱生大量益生菌。肠道菌群的改变，可以改善肠道的微生态环境，抑制致病菌的生长，在肠黏膜表面形成一层菌膜屏障，构成人体抗病的第一道防线，从而提高机体免疫力。

正因如此，在冷板凳上坐了多年的"小透明"，一下子成为众人瞩目的"大明星"，更成为无数爱美人士的"救星"。

纤维功能大不同

即便同为膳食纤维家族的一员，不同性质的"成员"功能也大不一样，需要我们仔细辨别。

一般来说，根据能不能溶于水，人们把膳食纤维分为两类。

一类叫水溶性膳食纤维，顾名思义，就是溶于水又能吸收水分的膳食纤维，主要包括果胶、树胶、部分半纤维素和菊糖。果胶通常存在于水果和蔬菜中；树胶则常见于菜豆、燕麦、水果和蔬菜等食物中。由于含有丰富的可溶性纤维，它们能够减缓食物的消化速度，不但能使人在食用后血糖平稳，还能降低血糖和胆固醇水平。如果你想减肥、控制体重，它们就是天然的瘦身食材。

另一类叫非水溶性膳食纤维，它不溶于水，也不能被身体分解，比如纤维素、半纤维素、木质素、甲壳素等。它们主要来源于全谷类、豆类、水果和蔬菜等食物。它们质地较硬，不易在大肠内被细菌发酵分解，但却相当于组成大便的"骨架"，在肠道内会不断吸水膨胀，软化大便，从而起到缓解便秘的作用，对预防肠道相关的疾病很有帮助。

那么，在日常生活中，我们如何分辨哪些是水溶性膳食纤维，哪些是非水溶性的呢？

其实，辨别它们的方法很简单，只需要掌握一个原则。

如果你在煮大麦、土豆、薯类等食物时，能明显看到汤变稠了，那这类食物中含的就是水溶性膳食纤维；相反，如果你煮的食物不会让汤变稠，如糙米、玉米等，它们含的就是非水溶性膳食纤维。

神奇食物在哪里

既然膳食纤维这样神奇，可以将人们从痛苦的"挨饿"地狱中拯救出来，那应该怎样获取它们呢？

就像补充蛋白质、维生素等营养素一样，补充膳食纤维的最简单办法也是食补。

膳食纤维只存在于植物性食品中，肉类、蛋类、奶类中都不含膳食纤维。一般来说，越是精细的、加工的食品，膳食纤维的含量越低。

不同植物中不但含有不同种类的膳食纤维，其含量也不一样：

·谷薯类含膳食纤维的：燕麦、莜麦、高粱、黑米、红薯、芋头、红小豆、绿豆、豇豆、芸豆、豌豆等。

·蔬菜中含膳食纤维的：菜豆、青豆、土豆、魔芋、番茄、西葫芦、柿子椒、蒜苗、韭菜、空心菜、苋菜、菠菜、豆芽、圆白菜、莴苣、茄子、西蓝花、萝卜、南瓜、苦瓜、鲜香菇、金针菇、木耳、海带等。

·水果中含膳食纤维的：柑橘类及石榴、桑葚、苹果、梨、李子、猕猴桃、鲜枣等。

·坚果中含膳食纤维的：黑芝麻、松子、干杏仁、干核桃等，但坚果脂肪含量高，一般不把它作为膳食纤维的主要来源。

·膳食纤维的最佳来源：竹笋、芸豆、白豆和豌豆。

另外，麦麸、荞麦、玉米、水果皮和一些绿叶蔬菜中的膳食纤维含量也非常可观，尤其是麦麸，其膳食纤维的含量高达70%，且几乎不含植酸。

而我们一般认为膳食纤维含量很高的芹菜，实际上其膳食纤维的含量并不高，甚至连白菜、油菜都不如，不过是枉担虚名罢了。

膳食纤维的正确食用指南

虽然膳食纤维有种种好处，但凡事过犹不及。

根据《中国居民膳食指南（2016）》建议，正常成年人每天摄入膳食纤维的量应为25～30 g。要想达到这一数值，我们应该吃下多少食物呢？

答：大约需要2 kg蔬菜、100 g粗粮、10个苹果、19根香蕉。

这个答案乍一看确实夸张，我们也不是非要追求达到某个数值。在日常生活中，我们可以通过以下几种方法尽可能地为身体补充膳食纤维：

主食要吃"杂"

食用守则：主食要粗细搭配，少吃精制的米面，多吃全谷物食物和粗粮杂粮。

通常，越美味的食物热量越高，而主打健康的食物则口感欠佳。

那些富含膳食纤维的谷类食物也大多如此，比如燕麦、玉米渣、小米等，只用它们做出来的食物，很容易吃着发柴、发干，难以下咽。

为了改善口感，我们可以把粗粮和细粮搭配着吃，比如做成燕麦饭、杂粮的面食等，吃起来会美味很多。

按每天摄入250～400 g谷类食物来说，吃下100 g粗粮的目标，也并非遥不可及。

多吃蔬菜和水果

食用守则：多吃富含膳食纤维的蔬菜，根、茎、叶都要吃；多吃富含膳食纤维的水果，并尽量带皮吃。

在食用蔬菜的时候，除了有针对性地选择绿叶菜及魔芋、南瓜、萝卜等"膳食纤维大户"，还有一些蔬菜的根、茎、叶等也都要吃，而且能凉拌的就尽量不烹炒，尽可能减少膳食纤维的流失。

至于水果，由于果皮中的膳食纤维要比果肉高，如果是果皮也能吃的水果，尽量连皮一起吃，比如苹果、鸭梨、桃子等。如果想榨果汁喝的话，不要去渣。

每天膳食中都要有豆类

食用守则：多吃鲜豆类，多喝豆浆。

毛豆、豌豆等鲜豆类都是高膳食纤维食物，做菜时加入它们，是很好的膳食纤维来源。

　　虽然大豆中也富含膳食纤维，但豆制品在加工过程中会流失掉很多膳食纤维。为了尽量保留其中的营养元素，我们可以选择打全豆、不滤渣的豆浆。这样一来，每喝一杯200 mL的豆浆，就能摄入1.5 g的膳食纤维，简单又高效。

　　对于老年人或消化能力较弱的人，如果直接吃那些富含膳食纤维的食物会感觉不太舒服，可以把一些高膳食纤维食物做得软烂些，如打成浆或糊后食用，就能减轻对胃肠道的刺激。

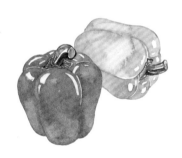

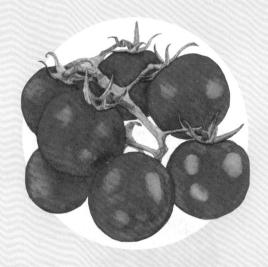

04 改善代谢，给身体排毒

油腻中年：易胖易疲劳

随着年龄的增长，时光带走的不仅是光洁的面容和茂密的秀发，甚至还包括我们对生活的热爱与激情。

面对美食，再也不能像年轻时那样尽情享受，即便刻意节食，腰上的肉还是无情地长了好几圈；遇见挑战，再也不能像年轻时那样精力充沛。每天在办公室坐得腰酸背疼，一回家就只想窝在沙发里玩手机……

眼看自己正朝着油腻中年的道路狂奔，一去不回头，难道就要这样与青春说拜拜？

虽然听起来很残忍，但这种变化，的确是自然规律的无情之处，任何人都不能避免。

从生理上来说，随着年龄的增长，人体机能会日趋退化，新陈代谢也会逐渐减缓。据研究显示，人在30岁之后，新陈代谢水平每10年会降低大约5%，由此会带来衰老、肥胖，甚至糖尿病、心血管疾病等多种健康问题。

从生活方式上来说，如今大多数人的生活节奏都是上班、回家两点一线，各种垃圾食品充斥着无聊的周末。久而久之，身体缺乏必要的活动和能量消耗，各项机能就会下降，抵抗力自然减弱。

年轻的时候，在旺盛新陈代谢的支持下，身体消化食物、制造能量的速度快，这种生活方式对身体并没有多大影响。如今，面对逐渐下降的代谢水平，是默默躺平接受衰老的事实，还是奋起反抗将生命的主动权抓在自己手中？

身体里的动态平衡

如果把身体比喻成一台发动机，新陈代谢率就如同身体的动力效率，它直接关系到身体这台发动机的健康状况。

那么，人体内的新陈代谢是怎么进行的呢?

首先，从定义上来说，人体新陈代谢包括能量代谢和物质代谢两方面。

人体在生理活动过程中，每一刻都在不断地从外界吸取氧气和营养物质，用以合成体内组织中的新物质。与此同时，体内原有的组织物质也在不断地氧化分解，变成代谢最终产物排出体外。

在这过程中伴随有大量能量的储存与释放，以供给人体各种机能活动的需要。人体这种吸取—排出、合成—分解、储能—放能的交换过程，就是人体的能量代谢。

物质代谢过程包括水、矿物质、维生素、碳水化合物、脂类、蛋白质及其他物质的代谢。其中，水、矿物质、维生素可以直接被人体吸收利用或排出；而碳水化合物、脂类、蛋白质等，由于分子结构大，都要经过一系列复杂的化学变化，才能被人体消化、吸收、利用或排出。

大致了解这个过程后，我们可以发现：人体的新陈代谢，就是机体与外界环境之间的物质和能量交换，以及体内物质和能量的自我更新过程。

简单来说，就是你要把有用的"新物质"吸收进来，再把没用的"废旧物质"排出体外。只有当身体维持着这样一种相对的动态平衡，体内的各个器官才能有序运行，否则，肥胖、疾病等就会找上门来。

拯救受损的代谢

时光不能倒流，我们也无法让身体永远保持年轻时的巅峰状态，但这并不代表我们就对此无能为力。

要维持身体中代谢的动态平衡有很多种方式，比如每天尽量不要久坐久卧，保持一定的运动量，把体内多余的能量消耗掉；保持规律的作息，学会调节情绪等，都能在一定程度上调整机体的新陈代谢率。

除此之外，科学的饮食是保证代谢动态平衡的最基本措施，积极调整膳食结构也是促进人体新陈代谢的有效措施。

激活一天能量的美妙早餐

经过了一整晚的睡眠，早上起床时，我们的身体机能和新陈代谢率基本已经降到了一天中的最低值。

这时，一顿美味、营养的早餐就显得尤为重要。

我之所以这么强调早餐的重要性，是因为在一日三餐中，早餐与机体新陈代谢的关系最为密切，称得上是机体新陈代谢的启动器。

如果你没有吃早餐的习惯，或早餐随便对付一下，摄入的营养不足以满足身体的营养需求，自然也不能激活身体的新陈代谢。

当然，很多人也曾有过这样的体验：明明吃了早餐，但不到中午就饿了，甚至比没有吃早餐的时候还要饿，到中午吃得更多。这是怎么回事呢？

让我猜一猜，当出现这种情况时，你早餐的内容通常是谷类、高脂肪类或水果类等比较单一的食物，而缺乏富含蛋白质的食物，对吗？

这是因为，人体在吸收蛋白质时，要比吸收碳水化合物、脂肪、维生素等消耗的能量更多，所需时间也更长，而机体消耗能量越多，你的新陈代谢也会越旺盛。

这就是食物的热效应。摄入足够的蛋白质可以使人体的新陈代谢率提高15%~30%。

更重要的是，蛋白质还可以让我们维持更长时间的饱腹感，防止暴饮暴食。早餐中如果缺了蛋白质，你的早餐基本等于没吃。

为了唤醒一天的活力，一份最理想的早餐应该包含以下内容：富含碳水化合物的谷薯类食物，以及肉、蛋、奶、豆制品等食物，再加上一些蔬菜和水果就更完美了，这对提高机体新陈代谢会大有帮助！

科学饮水的日常

早晨刚起床时，很多人都会感觉昏昏沉沉，但喝完一杯温水后，很快就能精神许多，身上也不那么慵懒了。

这是因为机体的许多代谢功能都要依靠水来维持。当机体获得水分后，新陈代谢开始加快，身体也会感觉像满血复活了一样。

水是生命之源。生活中，我们经常听到这样的说法——"健康生活，每天要喝八杯水"。但什么时候喝，用多大的杯子喝，很多人都是一头雾水。

如果我们把这个标准量化一下：一个健康成人每天应摄入1500~1700 mL的水，相当于3~4瓶500 mL瓶装矿泉水。在饮用的时候，应该少量多次，一次喝200 mL左右。

另外，适当喝些绿茶也是提高机体代谢水平的有效方法之一。

有研究指出，每天喝3~5杯绿茶，每杯200 mL左右，身体的新陈代谢率能提高约4%。不过，饮茶的时间也是有讲究的，一定不要在饭前喝茶，以免冲淡胃液，影响正常进食，可以在饭后1~2个小时再喝，效果最好。

排毒养颜，好吃更好瘦

对于一个正在减肥的人来说，每天最在意的就是体重：昨天轻了多少，今天又重了多少，反反复复，乐此不疲。

然而，减肥从来不是一个数字游戏，比起盲目关心自己一天少了几公斤，不如好好调整自己的生活习惯和饮食结构，让自己吃得好、吃得对，身体才会听你的。

下面，我们就来认识几种可以加速新陈代谢的食物，轻松燃烧脂肪：

海 鱼

海鱼中富含优质蛋白质、钙质等，营养丰富。

据研究发现，经常吃海鱼的人，体内一种名叫"莱普汀"的激素水平就会降低，这种激素水平的高低与新陈代谢的快慢息息相关。也就是说，当这种激素水平降低时，新陈代谢就会加速。

所以，每周吃上3~4次海鱼，绝对是个不错的选择。

酸 奶

酸奶中蛋白质含量丰富，而且属发酵食品，能增加肠道中的益生菌，吃下后能促进肠道消化吸收的速度，帮助身体消耗更多的能量。

不过，超市卖的酸奶大多都有添加剂，糖分也较多。有条件的话，可以试试自己在家做酸奶，经济又健康。

葡萄柚

葡萄柚中含有丰富的维生素，尤其是维生素C，能让你在运动时增加热量消耗，帮助身体燃烧更多的能量。

辣　椒

辣椒中的辣味素能短暂地提高身体新陈代谢率，偶尔吃些辣椒对身体新陈代谢也是有帮助的。不过，体质虚弱或者肠胃不好的人可不要轻易尝试哦！

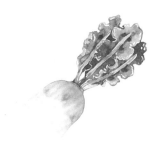

05 抓住发胖元凶，学会正确地吃

"胖"的起源

"我为什么会变胖？"

已经吃了好几天蔬菜沙拉的人，看着体重计上不降反增的数字时，心里都会出现这样一个问题。

在很多人的观念中，除去遗传因素和身体因素所导致的肥胖外，唯一阻碍自己变瘦的罪魁祸首就是吃，而唯一的解决办法就是不吃。

可惜，这个看似无懈可击的"常识"，终究只是一场理想化的泡沫。在地狱般的节食之后，迎接你的可能不是逐渐轻盈的体态，而是更加疯狂的反弹和直落谷底的心情。

在这场本能与意志的天人交战中，你想要的是纤细，而身体想要的是生存。归根到底，胖不是原罪，而是身体为应对危机的未雨绸缪。与其盲目地切断供给，不如建立科学的营养分配法则。

毕竟，胖从口入，瘦从口出。

唯一的解决之道，就在我们的一日三餐。

人人必知的日常膳食总则

在这个信息爆炸的时代，如果你想获取有关营养、膳食、减肥之类的资讯，根本不用费力搜索，就会有各路"专家"跳出来轮番洗脑，甚至会出现完全相左的观点，让人看得一头雾水。

然而，真正的膳食平衡法则是什么，哪种吃法才是真正正确的，如何对海量的信息做出正确的判断呢？

首先，先给大家普及一个概念——膳食结构。

正常情况下，我们从外界摄取的营养素在体内都是既相互配合又相互制约的关系。因此，不管哪种营养素，进入人体后都要与其他营养素产生关联才能发挥作用。

这就要求我们在日常膳食中，应该尽可能全面地摄取食物，这样才能为身体提供充足全面的营养素，以便这些元素能互相作用，共同维持身体的健康。

这种食物之间的不同搭配，就是我们在营养学中常说的"膳食结构"。比如，一日三餐中的主副食搭配、蔬菜和水果的搭配，以及油、盐的搭配等，都叫做膳食结构。

接下来，回到开头的问题，我们的日常膳食结构应该遵循什么原则呢？

其实，中国营养学会早在《中国居民膳食指南（2016）》中就明确指出：我国居民的日常膳食，应遵循"中国居民平衡膳食宝塔"（后简称"膳食宝塔"），并在其中给出了非常实用的膳食结构参考。

那么，这个神奇的膳食宝塔究竟是什么样的呢？

简单来说，膳食宝塔就是中国营养学会结合我国居民用餐的实际情况而设计的一种理想膳食模式。

这个膳食宝塔不仅最大限度地满足了处在不同年龄段、不同能量需求水平的健康人群的营养与健康需要，还把我们日常平衡膳食的原则直观清晰地转化为各类食物的数量和比例。

不管你是成人（包括老人、孕产妇）还是孩子，都可遵循膳食宝塔中的膳食原则来安排自己的日常饮食。

膳食宝塔中的膳食指南

为了使大家一目了然，中国营养学会将膳食宝塔由低到高一共分成了五层，各层面积大小不同，主要体现了五类食物及人体每天应摄入食物量的多少。

下面，我们就按照从下到上的顺序带大家参观一遍。

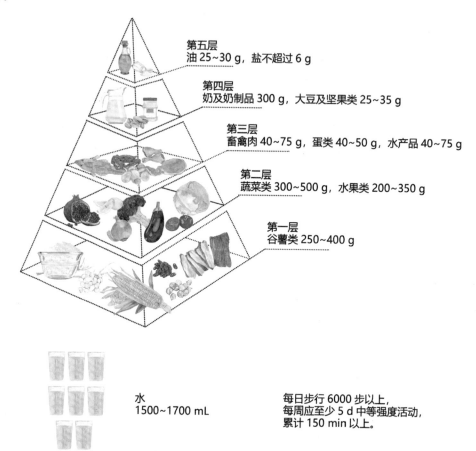

第五层
油 25~30 g，盐不超过 6 g

第四层
奶及奶制品 300 g，大豆及坚果类 25~35 g

第三层
畜禽肉 40~75 g，蛋类 40~50 g，水产品 40~75 g

第二层
蔬菜类 300~500 g，水果类 200~350 g

第一层
谷薯类 250~400 g

水
1500~1700 mL

每日步行 6000 步以上，
每周应至少 5 d 中等强度活动，
累计 150 min 以上。

"地基"：水

水是生命之源，也是生命中最基本、最重要的营养素，是生命活动必不可少的物质，没有人能在脱离水的前提下去谈营养、谈搭配、谈平衡。所以，中国营养学会把膳食宝塔的地基设计成了水，进一步说明水在营养膳食中不可替代的位置和重要性。

那么，我们应该如何满足水的摄入量呢？

根据对膳食宝塔的解读，对于不同年龄段的人来说，水的需求量也各不相同。

2~5岁的儿童，每天的摄水量应为800~1000 mL，相当于1~2瓶我们常见的500 mL矿泉水的量；

6~16岁的未成年人，每天的摄水量应增加到1100~1400 mL，是2~3瓶矿泉水的量；

成年人，包括老年人、孕产妇等，每天饮水量应在1500~1700 mL，相当于3~4瓶矿泉水的量，最少不低于1200 mL。

我们在生活中，最好能养成定时、主动喝水的习惯，比如每天早起后和晚睡前分别喝一杯温水。此外，在天气炎热或运动出汗较多时，饮水量也要适当增加。

第一层：谷薯类

从地基出来，向上迈一台阶，就到了宝塔的第一层。我们可以看到，这里充满了各种谷薯类食物，包括全谷类、薯类和杂豆类等，换成我们常见的食材，就是小麦、稻米、玉米、红薯、土豆及大豆、绿豆、蚕豆等，也就是人们常说的"五谷杂粮"。

这类食物不仅能为我们提供人类生存所必需的碳水化合物，还能保障人体机能的平衡。

此外，对于减脂人士来说，这类食物还有一个特别大的优势：含有丰富的植物蛋白质、膳食纤维及多种微量元素，让很多女性望而退却的脂肪含量比较少。

那么，我们每天又该吃多少谷薯类食物呢？

对此，《中国居民膳食指南（2016）》里也有详细说明：对于2岁以上的健康人群，日常膳食都应以谷物为主，并且每天要保证250~400 g的摄入量，也就是相当于我们拳头大小的3~4个馒头或饭团的量。

第二层：蔬菜水果类

再向上迈一台阶，膳食宝塔的第二层是我们熟悉的蔬菜水果区。

关于蔬菜和水果的好处，想必大家都不陌生，因为它们富含多种维生素、膳食纤维和微量元素,受到很多人的青睐。尤其对一些活动量少、体脂过多、容易发胖的人来说,在控制体重的时候,也最喜欢用蔬菜代替肉类,这确实是十分科学健康的减肥方法。

不过,对于蔬菜和水果的摄入,我们在日常饮食中可能会忽略几点,需要给大家提醒一下:

吃蔬菜时,尽量把蔬菜的叶、茎、花、薹、果等都吃掉,因为这些部位的营养素都十分丰富。

水果不适合空腹吃,尤其是一些含鞣酸多的水果,比如柿子、葡萄、李子等,最好是饭后一小时再吃,以免造成胃不舒服或反酸等不良反应。

那我们每天要吃多少蔬菜和水果呢?

根据膳食宝塔推荐,每人每天的蔬菜摄入量应在300~500 g之间。一般成年人用一只手能握住的一把绿叶蔬菜就是100 g,比如油菜、菠菜等;而两只手能捧起来的一捧菜丁也在100 g左右,像芹菜丁、胡萝卜丁等。如果你对蔬菜的重量没有概念,可以以此为标准,大概衡量一下自己每天吃的蔬菜量。

另外,每人每天的水果摄入量应在200~350 g,相当于中等大小的两个苹果的量,最好能多吃几个种类,不要单一地只吃一种水果。

第三层:鱼、禽、肉、蛋等动物性食物

膳食宝塔的第三层是鱼、禽、肉、蛋等动物性食物。

动物性食物有着很高的营养价值,能为人体提供优质蛋白质、脂肪和脂溶性维生素、氨基酸等,这些都是人体生长发育和修复组织不可缺少的主要营养素。

不过,肉虽好吃,也不能贪多。

根据膳食宝塔推荐,每人每天摄入的畜禽肉应控制在40~75 g;蛋类为40~50 g,即一个鸡蛋的量。只要能保证以上摄入量,就完全能够满足你的身体需要了。

第四层:奶及奶制品、大豆和坚果类

膳食宝塔的第四层,是奶及奶制品、大豆和坚果类。

这类食物是优质蛋白质和钙的良好来源，可以作为我们的日常食物在家中常备。

根据膳食宝塔推荐，每人每天应摄入300 g的奶及奶制品，相当于三盒125 mL酸奶的量；应摄入25~35 g大豆，相当于手掌心大的一块豆腐；坚果类，比如花生、核桃、瓜子、杏仁、栗子等食物，由于蛋白质、微量元素含量丰富，脂肪含量也高，最好在早餐或下午两三点时吃，但全天的摄入量最好不超过30 g，也就是我们双手一小捧的量。

第五层：油和盐

最后，我们登上了膳食宝塔的最顶层，这里占地面积最小，摆放的却是我们在日常饮食中使用频率最高的油和盐。

要知道，位于膳食宝塔的位置越高，它的摄入量就应该越低。这两样东西之所以被放在宝塔的最顶层，就是提醒大家：要尽量少用。

那么，油和盐的每日用量到底控制在多少才合适呢？

根据膳食宝塔的推荐，成年人每天烹调用油用量为25~30 g，也就是不超过3个喝汤瓷勺所盛的量；盐的摄入量则不超过6 g，相当于一个去掉胶圈的酒瓶盖所装的量。

此外，对于老人和孩子来说，油和盐的摄入量更要相对减少。

可以说，这份图表利用清晰的结构、精确的数字，不仅让人一目了然，更显示出均衡饮食的重要性及日常饮食中不同食物的科学分配比例，完全符合中国居民健康的食物结构。

如果你对此仍然有很多疑惑，或者现在还不会操作，没有关系，我们会在后面进行更加详细的介绍，让每个人都学会正确地吃，快乐地瘦！

06 不节食也能瘦的膳食脂肪

被误解的脂肪

蛋糕、烧烤、红烧肉、炸鸡腿……在一般人的眼中，这些是焕发着诱人色泽、香气四溢的美食；然而，对于正在为好身材而奋斗的人来说，看到的却是满满的脂肪，再精致的卖相也不能让他们动摇一分。

实际上，不光正在减肥的朋友惧怕脂肪，很多人听到"脂肪"后的第一反应都是："哎呀，脂肪不好，不能多吃！"

为了获得理想的体重，人们放弃了享受美食的乐趣，取而代之的是将食物简单粗暴地划分成两个阵营：能吃和不能吃。

凡是带油的、带脂肪的、高热量的，都属于不能吃的范畴，恨不得"别人吃肉我吃草"，连买个牛奶、酸奶都要买低脂的、减脂的，真称得上是谈"脂"色变，全民都像患上了脂肪恐惧症。

且不说这种做法对健康的影响，这种靠盲目节食获得的减肥成果，往往也不会保持长久。长此以往，还容易让人身心俱疲，在节食—暴食之间反复横跳，踏入抑郁的深渊。

难道想瘦就一定要与美食绝缘，一定要吃低脂、减脂的食物才是健康的吗？

其实不然，并不是所有的脂肪都是坏东西。

相反，脂肪是保持人体健康必不可少的营养素，对人体有着重要的生理功能，只要科学地选择膳食脂肪，不用节食也能吃出健康与美丽。

脂肪家族知多少

在很多食品类的广告中，我们经常能听到"不添加反式脂肪"。这句话是什么意思呢？

这还要从脂肪的分类开始说起。

根据与人体的关系，脂肪可分为三种，分别为不饱和脂肪、饱和脂肪和反式脂肪。

其中，不饱和脂肪也叫"有用的脂肪"，是脂肪中的乖孩子，对人友好又听话，是人体非常得力的小帮手；而饱和脂肪呢，虽然无害，但要控制摄入量；至于反式脂肪，则是对身体有害的脂肪，也就是我们在减肥中需要严防死守的"坏脂肪"。

有用的脂肪——不饱和脂肪

不饱和脂肪又被称为"益心脂肪"，在生活中随处可见，其中我们最熟悉的就是每天做饭都要用到的植物油。

多数植物油都属于不饱和脂肪，例如橄榄油、山茶油、菜籽油、胡麻油、核桃油、花生油等，主要含单不饱和脂肪酸，而我们平常吃的玉米油、大豆油、芝麻油等主要含多不饱和脂肪酸。

另外，鱼油也属于不饱和脂肪，且鱼油中的多不饱和脂肪酸——二十二碳六烯酸（DHA），是人大脑中的基本结构物质，被人形象地称为"脑黄金"。

作为脂肪家族中的佼佼者，不饱和脂肪与人的关系最为友好，它最大的优点就是在人体内比较容易被消化。吃植物油的同时，还可以获得较多的必需脂肪酸——亚油酸和人体抗氧化剂——维生素E。而且植物油不含胆固醇，是预防高脂血症、心血管疾病的首选食物。

因此，我建议大家尽量选择以上植物油作为日常的烹调用油。只要每天的摄入量不超过30 g，也就是3个喝汤瓷勺所盛的量，会对身体大有裨益。

有害的脂肪——反式脂肪

作为脂肪家族中最"臭名昭著"的一员，反式脂肪也被称为"最差的脂肪"，甚至有人将它比喻成"人类餐桌上的定时炸弹"。

虽然这个罪名很大，却也不算冤枉它。稍稍罗列一下它的"罪行"：导致血栓、影响发育、影响生育、降低记忆力、引发冠心病、造成肥胖……可以说是罄竹难书。

我们平时接触最多的反式脂肪主要是在食物加工过程中产生的部分氢化的植物油。除此以外，还有一类反式脂肪是天然的，一般在牛羊肉和牛羊奶中少量含有。

既然反式脂肪这样可恶，我们为何还要对它恋恋不舍呢？

就像西游记中的妖怪总是变成各种好人来伪装自己一样，反式脂肪也会变身。试想一下：当你面对着琳琅满目的饼干、薯片、冰激凌，面对着装饰非常漂亮的小糕点，或是涂满奶油的蛋糕时，真的能拥有孙悟空一样的火眼金睛和誓死不从的定力吗？

大量的反式脂肪就藏在这些让人无法抗拒的食物中。这些脂肪进入人体后，会增加人体内的"坏"胆固醇，减少有益的胆固醇，增加患心血管疾病的风险。

那么，我们以后是不是都不能在外面买蛋糕、面包一类的食物了呢？

也不必这么绝对，关键要在买的时候养成看配料表的习惯。

如果配料中含有人造奶油、起酥油、氢化脂肪、氢化植物油、氢化菜油、人造酥油等字眼，就意味着这种食物含有一定量的反式脂肪。

同时，你也可以再看一下食物的成分表，成分表上的物质的排序都是按添加量从多到少排列的，如果反式脂肪的排名靠前，那就把食物放回货架吧；如果排到第七八位之后，也无须过分担心，人体并非完全不能代谢反式脂肪，只是慢了点，偶尔吃一次也无大碍。

无害但不宜多吃的脂肪——饱和脂肪

在日常膳食中，饱和脂肪可能是被人们误解最深的脂肪了。

饱和脂肪主要存在于肉类、奶制品等食物中，以猪油、牛油、羊油、黄油等形式存在。另外，一些植物油如椰油、棕榈油、棕榈仁油中也含饱和脂肪。

不同于反式脂肪高超的伪装技术，饱和脂肪在外表上充分展示了自己耿直的性格，白花花的油脂就这样直接展示在人们面前。围绕在它们身边的争议也一直没有停歇，什么"脂肪含量太高""胆固醇超标"等，让人敬而远之。

实际上，它们虽然看上去来者不善，却并不是十恶不赦的"坏人"。

与反式脂肪相比，饱和脂肪不必严格控制，适量食用一些还对身体有益。比如，动物油脂中会含有较多的维生素A、维生素D、维生素K、维生素B_6、维生素B_{12}等，这些都是人体内代谢需要的重要营养素。

当然，凡事过犹不及，尽管这类脂肪不像我们想象的那么可怕，但它毕竟含有较多的油脂，胆固醇高也是事实，长期大量食用这类脂肪容易导致肥胖、代谢综合征和心血管疾病等的发生和发展，还是要小心食用，不能过量。

吃对脂肪不怕胖

虽然脂肪的能量很高，但与蛋白质或碳水化合物相比，却是最不容易填饱肚子的。尤其是在外面用餐的时候，明明感觉没吃什么，但因为吃的食物过于油腻，经常在不知不觉间就摄入了大量的能量。

要控制能量的摄入，就要控制脂肪的摄入。

学会在日常膳食中选择正确的膳食脂肪，是控制身材的重要一步。

技巧一：多选不饱和脂肪，少选饱和脂肪，不选反式脂肪

没错，正确选择膳食脂肪的守则之一，就是要多选"好脂肪"，远离"坏脂肪"。

同样，我们还要合理搭配含不饱和脂肪和含饱和脂肪的食物，这两种脂肪都是身体不可或缺的，只是要适当限制饱和脂肪的摄入量。

在健康的膳食结构中，一般饱和脂肪与不饱和脂肪的摄入比控制在1：2左右即可。也就是说，我们每天摄入的脂肪应有2/3由植物油提供，1/3由动物脂肪提供。

因为肉类中含有的都是饱和脂肪，所以日常烹调用油还是选植物油更好。这样综合我们一天吃的肉、蛋、奶等所摄入的总脂肪量，两种脂肪的比例也就比较平衡了。

技巧二：合理安排每天摄入的脂肪量

一般来说，我们每天按每千克体重0.66 g的量来摄入脂肪，是一个比较合理的数值。

比如，你的体重为60 kg，那你每天摄入的脂肪在40 g以内就行了。要注意的是，这40 g既包括烹调用油，还包括你吃的各种肉类、奶类、蛋类等所含的脂肪。如果你担心不好计算，那就只计算烹调油的用量，以每天不超过30 g为宜。

如果你还是觉得这个数值难以掌握，而你平时的饮食量也比较稳定，那每天应摄入的脂肪量就占你每天能量摄入的10%~20%。

如果哪天偶尔吃多了一点也没关系，还可以通过控制摄入的总能量来调节饮食。比如，今天肉吃多了，就适当减少奶类、坚果类的摄入量，改吃蔬菜、水果，这样就不会有超标的危险了。

常见食物的脂肪含量（g/100 g可食部）见表1-2。

表1-2 常见食物的脂肪含量(g/100 g可食部)

动物性食物	脂肪含量	植物性食物	脂肪含量
猪肉（肥瘦）	37.0	豆腐皮	17.4
猪肉（里脊）	7.9	葵花子仁	53.4
牛肉（肥瘦）	4.2	核桃仁	62.7
牛肉（里脊）	0.9	杏仁（炒）	51.0
羊肉（肥瘦）	14.1	花生仁（炒）	44.4
羊肉（里脊）	1.6	奶油蛋糕	13.9
鸡蛋（红皮）	11.1	月饼（豆沙）	13.6
鸡翅	11.8	凤尾酥	25.3
北京烤鸭	38.4	维生素面包	5.6
鲈鱼	3.4	方便面	21.1
黄花鱼（大）	2.5	芝麻酱	52.7
鲮鱼（罐头）	26.9	毛豆	5.0
牛奶	3.2	绿菜花	0.6
奶酪	23.5	油菜	0.5
奶油	97.0	白菜	0.1

大师餐单

李瑞芬推荐的高纤维饮食餐单

早餐：玉米面粥75 g、紫薯馒头50 g、豆腐干拌菠菜150 g（菠菜75 g、豆腐干75 g）、水煮鸡蛋1个（约60 g）。

加餐：麦麸饼干30 g。

午餐：紫米米饭100 g、肉丝炒豆芽（瘦肉丝50 g、黄豆芽200 g）、鸡蛋炒蒜苗（鸡蛋1个、蒜苗100 g）。

晚餐：紫薯燕麦粥100 g、肉片炒茄子（瘦肉50 g、茄子150 g）。

总热量：1735 kcal*。

点评：主食多选用粗粮，可搭配鲜豆类、胡萝卜、茎类蔬菜、菠萝等。适量选花生、核桃、杏仁等坚果类，但量不能多。一般蔬菜外层菜叶的粗纤维含量比菜心的高，而水果果皮的粗纤维含量比果肉的高。

李瑞芬推荐的低脂肪饮食餐单

早餐：脱脂牛奶250 g、蒸南瓜225 g、雪菜拌豆腐100 g。

午餐：杂粮饭100 g、清蒸鲈鱼300 g、凉拌菠菜（菠菜200 g）。

晚餐：紫薯粥100 g、冬瓜氽丸子（瘦肉50 g、冬瓜150 g）、白菜烩豆腐（白菜100 g、豆腐50 g）。

加餐：豆浆250 g。

总能量：1034 kcal。

点评：低脂肪饮食烹调时不用各种动物油、植物油，采用蒸、煮、熬、烩、氽等烹调方法，选择含脂肪量低的食物，减少脂肪摄入。

---

*：1 kcal≈4.19 kJ，本书为方便读者阅读与计算，不进行换算，全书同。

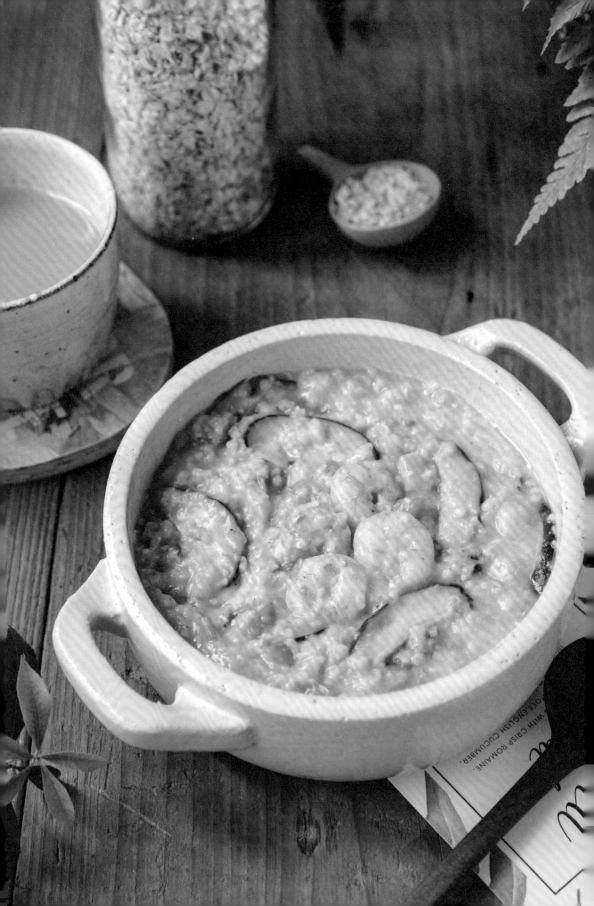

【菜谱】高纤维高蛋白饮食：海鲜燕麦彩虹粥

食材：燕麦片40 g，纯净水250 mL，虾仁6只，蘑菇2朵，玉米、胡萝卜、芹菜适量。

总热量：220 kcal。

🍴 制作过程：

① 虾仁洗净，料酒、黑胡椒腌制备用；蘑菇浸泡变软后切小块备用；其他食材切丁备用。

② 锅内小火薄油，先下蘑菇炒香，加入虾仁煎一下，再加入燕麦片翻炒。

③ 加入纯净水，再加入其他除了芹菜以外的食材，盖上锅盖。

④ 待沸腾后，加入适量盐和胡椒粉，再加入芹菜，即可关火享用。

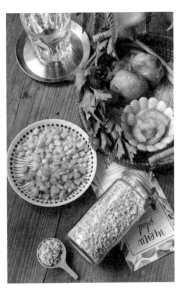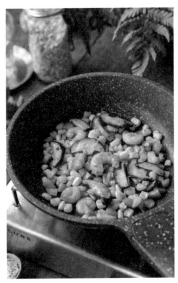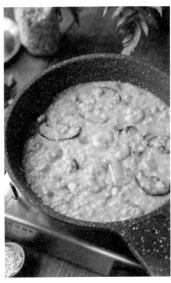

【菜谱】全家福鸡肉手握卷

食材：胡萝卜半根（60 g）、黄瓜半根（60 g）、寿司黄萝卜半根（50 g）、低脂花生酱10 g、生菜20 g、鸡肉50 g、卷饼30 g。

总热量：220 kcal。

制作过程：

① 鸡肉切成条状，用盐和黑胡椒腌制10 min。

② 用少量橄榄油将鸡肉煎熟备用。

③ 卷饼用平底锅稍微加热一下就行。

④ 用切丝器将黄瓜和胡萝卜分别切成丝。

⑤ 把所有食材有序地码在卷饼上，卷起后即可享用。

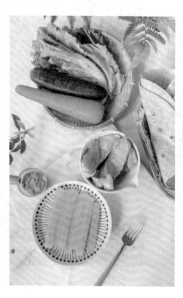
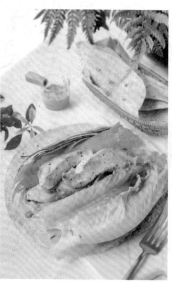
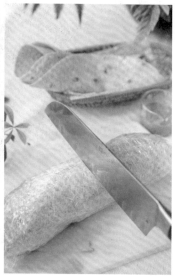

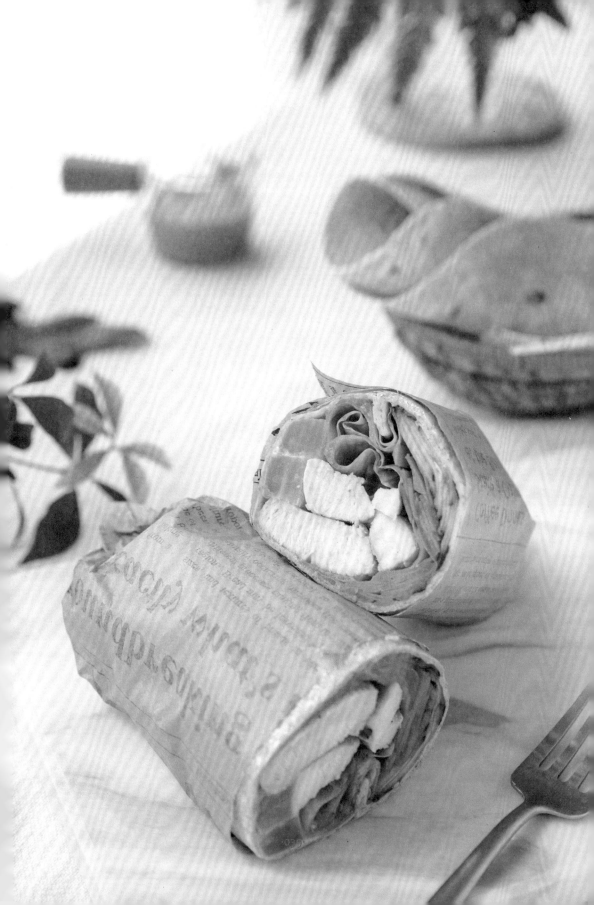

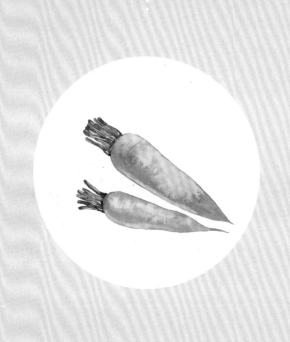

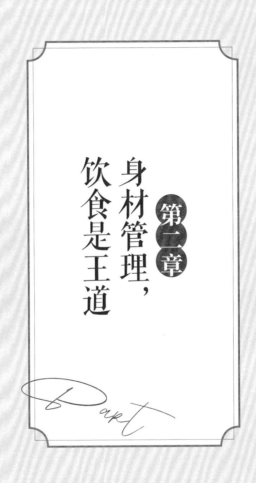

第二章

身材管理，饮食是王道

Part

01 拥有健康少生病的好体质，才有易瘦不反弹的好身材

要么瘦，要么死？

很多人都有过减肥失败的经历，这没什么好稀奇的。

还有一种结果比减肥失败更失败，那就是"瘦身成功"。

这并不是一句疯话或是在哗众取宠。事实上，在我接触过的很多"瘦身成功"的案例中，有相当一部分人的成功是以健康为代价换来的，甚至有人在"不能瘦，毋宁死"的催促下，采取了非常极端的做法，比如催吐、切胃、绝食等。

对于这部分人来说，虽然他们暂时获得了自己想要的结果，但代价也很大。更令人懊丧的是，这种成功的"保鲜期"并不长，一旦他们停止了"自我折磨"，很快又会反弹回原来的基数，甚至变得比原来更胖。

在很多人的观念里，减肥就是要逆天而行，每天与自己的食欲做斗争，与自己的身体做斗争，拼个你死我活。这实在是大错特错。

在我看来，真正的"减肥"应该从自己的饮食习惯和膳食结构入手，将自己的体质从"易胖"调整到"健康"频道，体重降低不过是这一过程中的附加结果罢了，而不是唯一目的。毕竟，健康是美丽的最大前提，如果没有一个好体质，再曼妙的身姿也不过是镜花水月，转瞬即逝。

健康生活，与食物握手言和

人为什么要吃饭？

最简单的答案——因为不吃饭就会死。然而，食物存在的意义却不仅仅是

为了让我们活着。

试想一下，一个人从出生时体重3~3.5 kg，到长大成人后超过50 kg，靠的是什么？一个人每天进行生命活动的热量从哪里来？人在一生中，总是新细胞更替老细胞，生成新细胞的原料是什么？这些原料从哪里来？人的抵抗力是怎么来的？人体内的废物和有毒物质是怎么排出体外的？

可以说，人的一切生命活动离不开热量，热量是人体生命活动的原动力。

人体所需的热量就来源于食物中的三大产能营养素，即蛋白质、脂肪和碳水化合物。这些营养素经过消化吸收后在组织细胞内进行生物氧化反应，释放出能量，再转变成机体所需的各种"能"。

吃进体内的蛋白质、脂肪和碳水化合物，它们所产生的热量，其中50%以上转变成维持体温的能量，其余近50%转变为化学能、机械能、分泌能、神经传导能等。人体的生理活动如呼吸、心跳等，以及劳动、体育活动都要消耗能量。

当然，就像火炉燃烧需要添煤一样，人体也需要我们不断为它提供"燃料"，它才能够正常运转，"燃料"就是我们每天吃的食物。

当火炉添煤不足或煤的质量不好时，火焰就不会旺盛。同样，如果人吃不好饭，或菜肴不好，我们就会感到饥饿、头晕乏力、身体疲惫等，这就是身体能量在告急而向你发出的预警。

因此，食物并不是导致我们变胖的原因，在这个循环运转的过程中，最关键的是要保持一种平衡。

只有让每天吃的食物中所含的营养素，与每天身体消耗的营养素保持相对平衡，不亏也不剩，才能保持身体健康。如果每天摄入的营养大于消耗的，人体就会发胖；反之，就会消瘦。

那么，我们每天应该摄入多少食物才能保证身体日常所需的能量呢？

一般来说，一个健康的成年人每天所需的能量平均在1600~2400 kcal，这些能量都要通过我们日常膳食中摄入的三大产能营养素来提供。而且，这三大产能营养素之间必须保持合适的比例，才能达到均衡营养的目的。

健康膳食营养的黄金比例

生活中，人们习惯性地将"胖"与"吃得多"联系在一起，这让很多体脂超标的人备感委屈，因为自己真的"吃得不多"，可为什么还是"喝口凉水都长肉"呢？

难道自己天赋异禀，已经不受体内能量循环定律的约束，还是进化到可以靠光合作用吸取能量了？

不要着急，我们从人体摄入营养素的另一个特性开始说起。

我们每天摄入的蛋白质、脂肪和碳水化合物这三大产能营养素，在进入体内后都会各司其职，每种营养素负担着自己相应的功能，但它们彼此之间又不是完全独立的，而是相互影响的，所以我们的总能量摄入一定要遵循合适的比例。

一般来说，在健康成人的膳食中，三大产能营养素占总能量的摄入比例分别为蛋白质10%～15%，脂肪20%～30%，碳水化合物55%～65%。年龄越小，蛋白质和脂肪供能占的比例越要适当增加。

由于蛋白质、脂肪、碳水化合物这三者在体内一定条件下可以互相转化，所以如果膳食结构不合理，违背或破坏了这个比例，过多或过少食用蛋白质、脂肪和碳水化合物，都会破坏三大产能营养素的平衡，导致机体代谢紊乱。

比如，一个人不爱吃肉，但爱吃米饭、面条等主食，且每顿饭都超量，那他摄入的碳水化合物就容易超标，由此产生的能量超出了身体代谢的需要，超出的这部分就会转变为脂肪，储存在身体里面，造成脂肪的堆积。

再比如，一个人为了减肥不吃主食，只吃蔬菜和其他低热量的食物。这样的饮食习惯会导致碳水化合物摄入量不足，达不到机体的需求，机体就会开始消耗体内存储的脂肪和蛋白质，人会变得消瘦。

但是，这种变瘦可不见得是好事哦，因为这会引起蛋白质缺乏症，直接导致身体免疫力下降，甚至引发各种疾病，实在是得不偿失。

因此，我们在日常膳食中一定要遵循均衡的原则，哪种营养素摄入过多或过少都不行。

食物能量计算"三步走"

同样分量的食物，有的人吃了会发胖，有的人不会；同样热量的东西，年轻的时候吃了没事，随着年纪的增长吃了却会出现脂肪堆积。

之所以会出现这样的现象，是因为人体能量的需要量受许多因素影响。

人体不同的生理时期能量的需要量不同，代谢旺盛期能量需要量多，反之能量需要量就少。比如孕妇或新妈妈，她们的身体每天的新陈代谢都很旺盛，需要的能量也会增加。

不同的体力活动强度，需要的能量也不同，重体力活动需要更多能量，轻体力活动需要能量就少。比如重体力劳动者、干重活的工人、每天都要训练的运动员等，每天的劳动（运动）强度较大，对能量的需求就会增加。

相反，如果是每天坐在办公室里或体力活动较少的人，平时消耗不了太多能量，自然也不需要摄入太多。

所以说，要为身体提供合适的能量，就要既不缺少，也不过量。

一般来说，我们每天吃多少食物都是根据身体对能量的需要计算出来的，而身体对能量的需要量，也与年龄、性别、生理状态、体重及身体的活动量等密切相关。

为了更好地帮助大家明确自己每天应该摄入多少能量、大概要吃多少食物，在此为大家介绍下面的步骤来进行计算，以做到心中有数。

第一步：每天大概记录一下全天摄入食物的种类。

这些食物不仅要包括主副食的谷类、蔬果类、肉蛋奶类、豆类及其制品、坚果等，还要包括油脂。

第二步：估算一下全天吃下食物的具体数量有多少。

比如，你可以这样计算：早晨喝了1杯牛奶，吃了2个包子、1个鸡蛋；中午吃了1碗米饭，1份菜，菜里都包括什么；下午吃了1个苹果，喝了1盒酸奶等，按照这种方法大概估算一下。

第三步：查找《中国食物成分表》，查出你全天所吃的食物分别都能提供多少热量，然后把这些热量加起来，得出的就是你每天摄入的总能量。

如果觉得每天计算太麻烦，可以连续计算三五天或一周，这样就能大概弄清按照自己的膳食习惯每天会摄入多少能量了。

一般来说，成年女性每日摄入能量应该在1800 kcal左右，成年男性每日摄入能量应该在2250 kcal左右。

如果你在计算之后，发现自己摄入的能量超标或不够，下周就应该适当调整膳食结构，尽量保证自己每天摄入能量当中的蛋白质、脂肪和碳水化合物都遵循比较科学的比例。

最后还要给大家一个小小的提醒：一定要按照自己日常的饮食习惯进行统计，计算出来的能量才更符合你每天的平均能量摄入量。如果是外出聚餐或赴宴等特殊情况，不要计算在内哦！

正常人体能量需要量见表2-1。

表2-1　正常人体能量需要量

单位：kcal

年龄	男性体力活动水平			女性体力活动水平			孕妇	哺乳期女性
	轻	中	重	轻	中	重		
18～49岁	2400	2700	3200	2100	2300	2700	+200	+500
50～59岁	2300	2600	3100	1900	2000	2200		
60～69岁	1900	2200		1800	2000			
70～79岁	1900	2100		1700	1900			
80岁～	1900			1700				

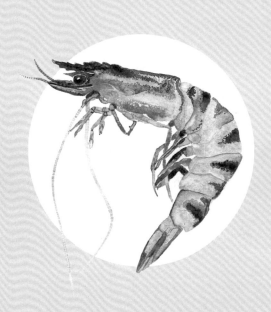

02 学会营养计算，没有力气怎么能好好减肥

减肥是一道简单的数学题

小时候我们都做过有关蓄水池中水龙头进水、排水管出水的数学题。其实，在减脂的过程中，也存在着这样一个进水与出水的计算，只不过是把"进水"换成了"吃进去的能量"，而把"出水"换成了"需要消耗的能量"。在蓄水池不变的前提下，假设进水大于出水，水池里的水便会增多，也就是我们体内的脂肪就会囤积起来；反之，体内的脂肪就会被消耗。

如果我们能充分了解自己的营养状况，对自己每天的摄入量与消耗量有一个精准的把握，是不是就能像解数学题一样，制订出科学的减重方案，从而避免很多弯路呢？

事实确实如此，而且这个计算过程也非常简单，只需要记牢几个公式，问题就能迎刃而解。

第一个公式：体重测量法

要想知道自己这段时间是瘦了还是胖了，最权威的判断标准就是体重秤上的数字。

根据这一数字的动态变化，我们不仅可以对自己的营养状况有一个大致的判断，还可以实时掌握减肥进度。只需一个公式，我们就可以对自己的体重有个基本的认识。

这个公式就是，身高（cm）-105=标准体重（kg）。

举例：假设你的身高是165 cm，那就用165减去105，得到的数字是60，这

个数字就是你的标准体重千克数。

当然，这个公式只适用于成人，对小孩子是不适合的，这点要注意哦！

如果你计算出的数值超出了标准体重，也不要担心。因为在这个标准下，我们的体重还有上下浮动的空间，其浮动率是10%，只要你的体重处于10%的浮动空间内，就是正常的。

第二个公式：身体质量指数计算法

如果你觉得第一个公式过于笼统，得出的结果不够精准，不妨试试第二个公式，那就是计算自己的身体质量指数（BMI）。

从概念上来说，身体质量指数是一种国际通用的，衡量我们胖瘦程度及是否健康的标准。

它的公式是，$BMI=体重（kg）÷[身高（m）]^2$

举例：假设你的体重是60 kg，你的身高是1.65 m，那你的身体质量指数就是 $60÷1.65^2≈22$。

如果算出来的数值为18.5~23.9，说明你的体重是正常的，营养状况也不错；小于18.5者偏瘦，24~27.9者为超重，大于等于28者为肥胖，需要对自己的膳食结构进行重新调整。

会计算，才能会吃饭

经过前面两轮的简单计算，可能已经有一部分人开始心慌："完了，我超重了，明天要少吃点了！"

然而，应该少吃多少，才能既满足身体所需，又不会营养不良呢？这就需要我们对自己每天所需的营养总量有一个清晰的认识。

人群不同，需求不同

在计算之前，有个问题一定要明确：不同劳动强度的人所需的营养和能量肯定是不一样的。这就有了不同人群对营养或能量的需求量差别。

根据劳动强度的不同，我们可以大致把人群分为以下三个类别：

第一类：轻体力劳动者。比如办公室工作人员、实验室操作员、老师等，如果没有过重的体力消耗，每天需要的能量一般在每千克体重30~40 kcal就够了。

第二类：中等体力劳动者。比如机动车司机、技工人员、保洁人员、在校学生等，他们的劳动强度要比前面的轻体力劳动者有所增加，能量消耗也更多，每天每千克体重所需能量在40~45 kcal。

第三类：重体力劳动者。比如工地上的工人、种地的农民、运动员、登山爱好者、舞蹈演员等，他们一般每天每千克体重所需能量可达45~60 kcal，甚至对于一些极重的体力劳动者，这个数值可以达到60~70 kcal。

可是，即使知道了自己每天消耗的能量总数，那应该怎么吃、吃什么，才能满足每天的能量需要呢？

要解决这个问题，就要引用一个概念——产热系数。

产热系数是什么

所谓产热系数，就是你摄入1 g营养素后，它能为你的身体提供多少能量。

比如，我吃下1 g蛋白质、1 g脂肪，那它们能给我的身体提供多少能量？这些都有明确的数据，需要记住以下几个数据：

蛋白质产热系数：　　4 kcal/g
脂肪产热系数：　　　9 kcal/g
碳水化合物产热系数：4 kcal/g

人工热量计算器

对于对数字不敏感的人来说，可能看到这里就有些头大了，这么多的公式和数字，到底应该怎么用呢？

不要担心，我们直接上案例，就能一目了然。

比如：一个成年女性，身高160 cm，体重63 kg，属于轻体力劳动者，她的营养状况如何？她每天需要补充多少营养？

1. 首先，计算标准体重：

160－105＝55 kg

题中女性的体重与标准体重的差额大于标准体重的10%，说明这位女性偏胖。

2. 其次，计算BMI：

63÷1.6÷1.6＝24.6

这个数值高于正常体重的上限值23.9，还是表明偏胖，有些营养过剩。

3. 计算她每天需要的能量：

轻体力劳动者每天每千克体重所需能量为25~40 kcal，我们可以取个好算些的数据，30 kcal，那么她每天需要的能量：30 kcal×标准体重（55 kg）＝1650 kcal。

4. 最后，计算她所需要的营养素的量：

正常成人膳食中三大产能营养素应占的比例：蛋白质10%~15%；脂肪20%~30%；碳水化合物55%~65%。

以蛋白质为例，蛋白质在我们日常膳食中所占比例为10%~15%，那么她每天需要的蛋白质最少量为1650 kcal×10%÷4 kcal/g（蛋白质的产热系数）＝41.25 g，最多量为1650 kcal×15%÷4 kcal/g＝61.88 g。

为计算方便，我们直接取整数，那么她一天要摄入的蛋白质的量应为41~62 g。运用这种方法，我们就可以继续算出她每日所需的脂肪和碳水化合物的量了。

因为人体需要蛋白质的量是相对固定的，因此要首先计算蛋白质的量。然后依次计算碳水化合物、脂肪的量。碳水化合物的需要量变化最大。脂肪需要量相对固定。

题目进行到这一步，基本计算完毕，接下来可以查阅《中国食物成分表》，通过表中的数据折算出她应该吃多少主食、含蛋白质食物和油脂，就可以知道她每天该吃什么、吃多少了。

还是以题目中的女性为例，通过把营养素的量折合成相应的食物，可以得知，她每天吃50 g瘦肉、1个鸡蛋、200 mL牛奶、100 g豆腐、500 g蔬菜，再加

200 g主食（米饭、馒头、面条等），就可以满足基本的营养需求了。

虽然这套计算方法看上去有些繁琐，但其实并不复杂，只需要花费一点时间就可以得出比较精确的结果，还可以为以后的健康膳食之路提供重要的数据支持，非常值得一试哦！

按照7个不同能量水平建议的食物摄入量见表2-2。

表2-2　按照7个不同能量水平建议的食物摄入量

单位：g/日

能量水平	不同类别的食物的摄入量									
	谷　类	大豆类	蔬　菜	水　果	肉　类	乳　类	蛋　类	水产品	烹调油	食　盐
1600 kcal	225	30	300	200	50	300	25	50	20	6
1800 kcal	250	30	300	200	50	300	25	50	25	6
2000 kcal	300	40	350	300	50	300	25	75	25	6
2200 kcal	300	40	400	300	75	300	50	75	25	6
2400 kcal	350	40	450	400	75	300	50	75	30	6
2600 kcal	400	50	500	400	75	300	50	100	30	6
2800 kcal	450	50	500	500	75	300	50	100	30	6

03 饮食十大搭配：先养脾胃，营养吸收好

好好吃饭，好好瘦

减肥期间，最盼望的是吃饭，最痛苦的也是吃饭。

虽说"管住嘴，迈开腿"是每个人都知道的道理，但知道不代表能做到，尤其整天面对着绿油油的蔬菜沙拉和各种无味的代餐食品，再坚定的信念也容易在一瞬间垮塌。

甚至有人还会因此陷入严重的自我怀疑之中：为什么这么简单的事情，我却做不到？

是啊，想瘦确实很简单，只要少吃、多运动，让消耗的热量大于摄入的热量，就一定能减重。之所以很难做到，不是因为你弱，而是因为"少吃"这件事本身就是一件很难、很痛苦的事，完全没有看上去那么简单。

尤其在中国这个美食大国，各种食材应有尽有，各种菜系争奇斗艳，光夜宵就能让人挑花眼，一时大意就前功尽弃。

古人云："食色，性也。"

面对美食，与其盲目压制、拒绝本能的欲望，不如好好接受，并且用正确的方法去引导和满足，从品类繁多的选择之中，挑出最适合自己的搭配，只要方法得当，你也可以制作出既美味又减脂的营养膳食。

营养膳食的十大搭配法则

NO.1 色彩搭配

关于各国人的饮食特点，奶奶曾有一个非常形象的比喻，她说："日本人用眼睛吃饭，法国人用鼻子吃饭，美国人用头脑吃饭，中国人用舌头吃饭。"

意思是说，日本人很注重食物的造型和颜色，感觉赏心悦目才吃；法国人喜欢先用鼻子闻闻食物，觉得味道鲜美才有食欲；美国人吃饭前会先算一下食物的热量，热量低才敢吃；而中国人是用舌头吃饭，因为我们注重的是食物本身的味道。

食物好吃固然重要，却不能成为选择食物的唯一标准。

多彩的食物不仅能刺激食欲，还能为我们提供不同的营养。

从今天开始，尝试着给自己安排一个色彩缤纷的餐桌吧！红的西红柿、绿的青菜、紫的茄子、白的牛奶、黑的木耳、黄的玉米……丰富的色彩可以让我们对营养有一个更直观的感受。

色彩搭配指南：每天吃5种以上颜色的天然食物，其中一定要有深色蔬菜，才能满足机体一天对营养素的需求。

NO.2 香料搭配

作为天然香料大国，我们日常烹饪中常用的香料有香叶、肉桂、八角、陈皮、花椒、丁香、砂仁等，且菜系不同，搭配的香料也风格迥异。

这些香味不仅会刺激食欲，而且可以帮助人体分泌出更多的消化液，对食物的消化吸收功能也会增强。

那么，在烹饪时该怎样选用香料，用多少才合适呢？

一般在炖肉时，如炖羊肉、炖牛肉等，我们可根据自己的口味加入香料。如果几种香料一起用，最好把香料洗净后装入纱布袋中，再放到食材下面，可以让食材和汤汁充分吸收香料中的香味。

香料用量可以根据个人口味来定。如果以1 kg肉为原料，一般香料用量：1~2片香叶，1~2片肉桂，2~3个八角，3~4片陈皮，3粒丁香，1~2粒砂仁，

5~8粒花椒，这些就足够了，当然你也可以根据自己的喜好选择其中的几种。

香料搭配指南：对于一些香味浓郁的材料，如香叶、桂皮、花椒等，尽量不要多放，否则会压制主料的香味，甚至会生出药味、苦味来，影响食物的味道。

NO.3　味道搭配

中国人会调味是全世界闻名的。

我们不仅把烹调中的甜、酸、苦、辣、咸玩得炉火纯青，还创造出了其他国家没有的霉、臭、糟、香、鲜。

这些丰富的味道，正是蛋白质等营养素在发酵等制作过程中发出的特有味道。除了让食物美味好吃外，更是让食物好消化、易吸收。

生活中，我们也可以发挥创意，对食材进行搭配。

以前，我奶奶就特别注意各类食物的搭配。比如，豆腐和青菜搭配，豆腐富含蛋白质，但膳食纤维少，搭配富含膳食纤维而缺乏蛋白质的青菜，恰好能满足人体对这两种营养素的需求；牛肉与胡萝卜搭配，胡萝卜中的胡萝卜素是脂溶性维生素，搭配牛肉一起吃，既能补充蛋白质，又能摄入较多的胡萝卜素；鱼类与豆腐搭配，鱼肉中的维生素D能促进人体对豆腐中钙质的吸收；等等。

如此搭配，比我们单独吃一种食物更营养，吃起来也更可口。

味道搭配指南：食物搭配好，营养吸收就好；食物搭配不好，就会影响营养的吸收。只有食物搭配的好与坏，没有所谓的"食物禁忌"。

NO.4　形状搭配

在烹调中有一句行话，叫"三分灶，七分案"。意思是说，你要做一盘好菜，烹调方法只占三分，七分都出在刀工上，充分说明了刀工与烹调的密切关系。

在做菜的时候，把食物分别切成长短、大小、粗细不一的丝、丁、块、片等，不仅能让就餐者赏心悦目，还能让食物更加好熟入味，消化吸收自然不在话下。

形状搭配指南：如果刀工技术不到家，可以借助一些厨房小工具，切片切丝也能轻而易举。

NO.5　荤素搭配

减脂不一定要只吃素，荤素搭配才能起到动植物蛋白质的互补作用。

荤菜能为我们提供能量、脂肪和优质蛋白质，素菜则能提供维生素、膳食纤维等，两者搭配吃才能为身体提供更加全面的营养。

比如，红烧羊肉单独烧，有时会又腥又膻，加上胡萝卜一起炖，既能去腥去膻，又能摄入维生素；鲫鱼炖豆腐，优质动植物蛋白质搭配，美味可口有营养，一举两得；炖鸡肉时加入香菇、板栗、山药等，能增加食物的营养，还能让味道更加鲜美。

荤素搭配指南：我们可以在烹制肉类时，直接加入一些素菜，方便省事。

NO.6　种属搭配

不同地域的人有性格差异，不用种属的食材也有营养差异，而且种属离得越远，所含的营养成分差异就越大，搭配在一起才更容易取长补短，也能使我们摄入的营养素更全面。

比如，我们在一天中分别吃了猪肉、鸡肉和鱼肉，就比这一天吃猪肉、牛肉和羊肉所摄取的营养更全面。

因为猪、牛、羊都是四条腿，同属畜类；而猪、鸡、鱼显然属于三个种属，它们搭配起来所提供的营养素就要比只吃畜肉更全面。

种属搭配指南：一日三餐中，吃的食物种类越多越好，种属离得越远越好。

NO.7　火候搭配

在中餐制作中，火候的掌握是检验烹饪技术的重要指标，烹调时火候的把握也会影响食物的口味和营养。

大火用于急火快炒，适合烹制蔬菜类菜肴。比如在炒青菜时，我们采用大火烹饪，可以最大限度地保护蔬菜中的维生素少受破坏。

微火用于炖菜，适合烹制肉类食物。比如在炖肉时，采用微火慢炖可以使肉类食物中的饱和脂肪酸分解成不饱和脂肪酸，使其中的可溶性氨基酸溶解，使肉类变得更软烂，汤也更加鲜美、更富有营养。

火候搭配指南：一般来说，火候可以分为大火、中火、小火、微火。不同的食材对应的火候也不尽相同。

NO.8　调料搭配

一份美味营养的菜肴离不开调料的功劳。

不过，这里所说的调料与香料不同，主要包括盐、糖、醋、酱油、料酒、蚝油、味精等日常调味料。

调料搭配合理，主要指投放顺序要合理。

烹炒肉类时，一般调料投放顺序为糖、料酒、醋、盐、酱油。盐要在肉八成熟时放，否则会让肉类蛋白质迅速凝固，肉质变柴变硬，既不好吃又不好消化；有香味的调料如醋、蚝油等要后放，以免香味散逸，起不到去腥调味的作用。

烹炒素菜时，一般调料投放顺序为糖、醋、盐、味精。很多人习惯炒菜先放盐，这其实是错误做法，因为盐有脱水作用，过早放会使青菜脱水，而味精要在菜出锅前放，避免在高温后转变为谷氨酸钠。当然，味精中钠含量较高，要尽量少吃哦！

另外，炒绿叶菜时最好不要加醋，因为醋会破坏绿叶菜中的叶绿素，使菜色变黄、变黑，既影响观感，又降低营养价值。

调料搭配指南：一份好的菜肴，调料必须合理搭配，投入时要有顺序。过早过晚、过多过少，都会影响人体对营养素的消化与吸收。

NO.9　上菜程序搭配

相对于自己在家做饭，习惯叫外卖或经常外食的人更容易发胖。

这是因为，在外面吃饭的时候，往往鱼多肉多缺蔬菜，人不知不觉间就摄入了过多的热量。这样吃的结果，人不仅餐后会感到肌肉酸软、疲乏，还会导致肥胖。

为了避免这种情况，平时我们在家也要注意上菜顺序，有汤时先上汤，接着上素菜，最后再上荤菜。如果有几道菜的话，就在几道菜中间上主食，不要放到最后才上。

吃饭的时候，进食顺序应该是先喝汤，再吃素菜或少许主食，最后吃荤菜，从而增加青菜的摄入量，减少肉类的摄入量。

上菜程序指南：上菜顺序应搭配好，上了荤菜后接着上一盘素食；几道菜中间就要上主食，不要在最后上。

NO.10　卫生搭配

好好吃饭，不仅要用嘴，还要用脑。

尤其在外就餐的时候，先问自己几个问题：这道菜有营养吗？对健康有益吗？卫生吗？餐具消毒彻底了吗？稀奇古怪的菌类有无毒性？野味、海鲜是否经过检测？蔬菜、豆类熟透了吗？这些都关系到我们的安全与健康。

如果是在家做饭，也不要松懈。做饭之前，可以先参照各种营养搭配原则，合理搭配各种食材。同时，食材一定要清洗干净，肉类、蛋类、蔬菜和一些豆类等要保证熟透，这样吃起来才安心。

打开新世界的大门

食物本身无所谓好坏，要看你是否搭配得好。

奶奶常说，要讲食物营养平衡，学会食物搭配是个重要手段。多种食物搭配，才能营养齐全；食物搭配得好，营养吸收才好；否则不但会影响营养吸收，还白白浪费了各种食材。

如果你又想减脂，又不想放弃美食，学会食物搭配是重要的手段。只要每天学习一些营养学知识，再加上一点实操练习，你会发现一个全新的美食世界正在徐徐展开……

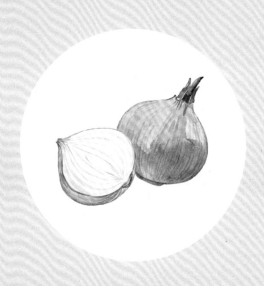

04 快速提升减脂效率的宏量元素

神奇的补钙减肥法

一提起钙的作用，第一时间浮现在人们脑中的关键词可能是可以长高，可以使牙齿坚固，可以预防骨质疏松……

然而，却很少有人知道，钙与减肥的关系也十分密切，缺钙甚至是导致你减肥失败的元凶！

我们可以通过一组数据更直观地感受：以女性为例，一个人每天在早餐和午餐中分别摄入300 mg钙质，另一个人不额外补充钙质，那么，前者要比后者多瘦掉22%的体重，更重要的是，在这些多瘦掉的体重当中，有81%是难减的腹部脂肪！

作为人体重要的宏量元素，钙不仅对人体生长发育至关重要，而且对于减脂人群的需求简直是有求必应。

想吃又不想长肉？没问题

据科学研究发现，足量的钙离子不仅可以激活脂肪酶，还能够促进吸收食物中的脂肪酸和胆固醇，阻断肠道脂肪吸收，使其随着粪便排出体外。

更令人激动的是，适当增加钙摄入量，还能抑制脂肪细胞中51%的脂肪合成酶的活性。钙绝对是名副其实的脂肪克星。

想快速跨越减肥平台期？没问题

作为参与人体整个代谢过程的重要宏量元素，钙还能促进脂肪的分解。随着体内钙量的增加，脂肪分解能力可以增强3.4~5.2倍。

相反，当人体缺钙时，人体的产热能力会下降，脂肪合成酶的活性将提高，能量的消耗也会减少，导致脂肪的分解能力下降，对我们的直接影响就是减重停滞，怎么减也减不下去了。

想快速燃烧卡路里？没问题

如果你现在用手捏捏自己的大腿或小肚腩，可以感受到一些软软的脂肪，这些脂肪就是白色脂肪，它占据我们身体脂肪的绝大部分，用来储存我们摄入的多余热量。

与此同时，我们身体中还有一种棕色脂肪，可以在适当的条件下燃烧产生热量。与身体的其他组织相比，棕色脂肪被完全激活时，其产生的热量甚至可以达到身体其他组织的300倍。

成人每天消耗约56.7 g的棕色脂肪，就能消耗几百卡的热量，相当于运动30 min。补充足够的钙质，可以加速棕色脂肪的燃烧，避免脂肪堆积。

想管住拿食物的手？没问题

人体内血钙升高，会导致降钙素分泌增加，而降钙素的增加，可以抑制食欲，减少食量，从而防止暴饮暴食，间接起到减肥的作用。

另外，钙还能维持神经系统的正常活动，可以帮助人们减少焦虑情绪，就不会因为不开心而放任自己大吃大喝了。

想保持健美的身形？没问题

众所周知，充足的钙质可以让我们的骨骼更强壮。不仅如此，它还可以帮我们保持肌肉的强健，让我们在减脂的同时，还能维持优美的体形。

综上所述，补钙对于减肥的成功可以说是至关重要。

如果你还在为瘦不下去而烦恼，不妨检查一下自己体内的钙质是否缺乏，说不定就能山重水复疑无路，柳暗花明又一村。

科学补钙，美丽健康

看完了上述有关身体内钙质的隐藏功能，你有没有觉得恍然大悟，恨不得立刻开始买各种钙剂、保健品，给自己大补特补？

不要着急，虽然补钙非常重要，但钙可不能随便补哦，一旦补充过量，不但于健康无益，还容易引来健康问题。比如：增加患结石病的风险；引起高钙血症；钙和其他矿物质相互拮抗，影响一些必需元素的生物利用率等。

钙缺了不行，补又怕补多，应该怎么办呢？

根据中国营养学会推荐，健康成人每天的钙摄入量为800~1000 mg；孕产妇因为照顾宝宝的需要，每天摄入量可增加到1200 mg左右；而1~4岁宝宝每天摄入600~800 mg就够了；在4岁后、成年前，每天钙摄入量达到800~1000 mg即可。

药补不如食补，吃啥不如吃饭

中国传统的膳食结构是以植物性食物为主的，人体对植物中的钙的吸收受植酸等影响，故通过摄入植物性食物吸收进体内的钙元素往往不够。正是因为这一原因，造成了中国人普遍比较缺钙的情况。

尤其对于正在节食减肥的人来说，缺钙现象更加普遍，而且减肥速度越快，身体中钙流失的隐患越大。

面对这一情况，最简单的解决之道就在我们的一日三餐。

在我们的餐桌上，牛奶、酸奶、鸡蛋、绿叶菜、海带、虾皮、紫菜、芝麻酱、山楂、鱼粉、鱼松等食物，都含有丰富的钙。

尤其是奶和奶制品，简直就是钙的天然储存库，含量高、吸收率也高。除此以外，豆类及豆制品也是钙的良好来源，可以连骨吃的小鱼和小虾及坚果类也含有相当量的钙。

在日常生活中，一方面，我们要调整膳食结构，选择含钙丰富的食物。另一方面，我们要从合理烹调入手，如水焯蔬菜可降低草酸含量；面粉发酵可降低植酸含量；烹调加醋可促进动物性食物中钙的吸收；增加烹饪原料中的奶类，也可以提高菜品中钙的吸收率等。

很多人一提起补钙，就说要喝"骨头汤"。

实际上，骨头汤中钙的含量极少。即使熬上几个小时，最后每250 mL骨头汤中也仅有不到5 mg的钙。也就是说，你喝下250 mL的骨头汤，摄入的钙还不如同量牛奶的1/50，达不到补钙的效果不说，还因此喝下了大量的脂肪和嘌呤成分。

对于不习惯喝牛奶，也不爱吃豆制品的人来说，面对市面上五花八门的补钙产品，如何选择才最科学呢？你需要牢记两个原则。

原则一：少量多次。

有些朋友可能觉得液体钙更好吸收。其实，不管是液体钙还是固体钙，都是以钙离子形式被肠道吸收的，而且市面上钙产品的成分都是乳酸钙、碳酸钙或碳酸氢钙，吸收效果相差并不大，所以不管是液体钙还是固体钙，本质上并没什么区别。

如果想提高身体对钙的吸收率，最好是以少量多次的方式补。以液体钙为例，单次最多不超过500 mg，可以每天服用2~3次，每次200 mg左右，并且一定要注意，千万别在空腹时服用哦！

原则二：建议在餐后1个小时或睡前补。

与餐前相比，我们在进食后胃酸分泌增加，不但能溶解碱性强的钙剂，增加吸收率，还能减轻它对胃黏膜的刺激，所以效果要比在饭前补更好。

一天中机体对钙吸收的最佳时间其实是晚上的临睡前，此时补钙能为夜间的钙代谢提供充足的原料，增加血液中的钙浓度，减少心脏病、中风等疾病的发生。同时，一天中骨骼对钙吸收力度最大的时间也是在夜间，此时补钙，效果最佳。

最后，我还要提醒一句，千万别以为吃了钙片就是补钙了，还必须搭配适量的运动，多晒晒太阳，增加皮肤中维生素D的转化，同时，日常多吃些富含维生素D的食物，如鱼类、蛋黄、动物肝脏等，身体对钙的吸收率才更高；否则，缺乏维生素D，你补多少钙，身体也吸收不了。

含钙质较丰富的食物及其含钙量见表2-3。

表2-3 含钙质较丰富的食物及其含钙量

单位：mg/100 g

食物名称	含钙量	食物名称	含钙量
牛奶（强化VAD）	140	石 螺	2458
酸 奶	118	红 螺	539
奶 片	269	泥 鳅	299
奶酪（干酪）	799	豆腐干（小香干）	1019
鸡蛋（红皮）	44	素 鸡	319
鸡蛋黄	112	千张（百页）	313
鸡蛋粉（全蛋粉）	954	海带（干）	348
咸鸭蛋	118	紫菜（干）	264
鸭蛋黄	123	芝麻酱	1170
鹌鹑蛋（五香罐头）	157	红心萝卜	86
海 米	555	毛豆（青豆）	135
虾 皮	991	长茄子（紫皮）	55
塘水虾（草虾）	403	油 菜	108
河 虾	325	芥菜（雪里蕻）	230
刺儿菜（蓟菜）	252	红果（大山楂）	52

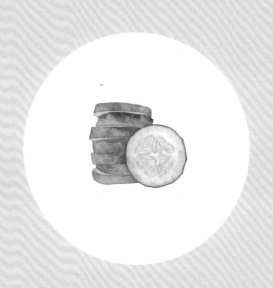

05 预防慢性疾病的三大营养组合

现代人的膳食危机

对于无数生活在这个时代的人来说，每天一睁眼，面对的就是做不完的工作、熬不完的夜，生活的压力将每个人的时间挤压到了极致，也将每个人的身体透支到了极限。

明明才二十多岁、三十出头，身体就已经支撑不住，很多人因此患上了多种慢性疾病，最常见的有高血压、高血脂、冠心病、糖尿病、脂肪肝等，而且患病年龄还呈现越来越年轻化的趋势。

之所以出现这种情况，除了与人们生活压力较大有关外，更主要的原因就出在现代人的膳食上。

我奶奶在世时，身体一直很好，她不但给别人讲营养搭配，自己也特别注重营养搭配，对五谷杂粮、蔬菜水果、鸡鸭鱼肉、奶类豆类，从来都是"一视同仁"，不会"厚此薄彼"，也不会想吃就吃，不想吃就不吃。

为了保证营养均衡，她每天要吃25种以上的食物，虽然吃的种类多，但每一种的量却不多，为此，她还编了一个顺口溜："一日多餐，餐餐不饱，饿了就吃，吃得很少。"

得益于多年对营养膳食的研究和身体力行，奶奶一直将自己的体重"守恒"在50 kg，即使年过八十，仍然头脑清晰、神采奕奕。

与我们的长辈相比，如今年轻人进入了一个"觅食"范围极其广阔的时代。不仅食物种类越来越多，各种烹饪方法也是花样百出，加上外卖和网上购物的便利，为我们的膳食增加了更多选择，但同时也引发了一个问题，就是人们总挑自己喜欢的吃，而把自己不喜欢的拒之门外。

这也难怪，辛苦工作了一整天，好不容易做个饭，用美食的力量来治愈疲惫的心灵，难道还挑自己不喜欢的吃吗？

然而，这种看似快乐的任性吃法，却在无形中造成了一种新的"偏食"现象：有人只吃肉不吃蔬菜；有人只吃素食不吃主食；有人只吃代餐食品；等等。

这种情况偶尔一两次没关系，长期如此，就会人为地破坏机体内三大产能营养素的代谢平衡，导致体内营养素摄入失衡，某些营养素过剩，另一些营养素又摄入不足。结果，不仅影响胃肠功能，各种慢性疾病、亚健康也会找上门来。

肥胖和疾病随"口"而来

你们可能也听说过一些比较流行的健康膳食理论，比如前些年流行的阿特金斯减肥法，还有后来流行的古式饮食、生酮饮食、各种网红养生法等。

对于"吃什么？怎么吃？"这两个问题，这些理论都有各自不同的看家妙法，有的认为要尽量减少碳水化合物的摄入量，有的认为该减少脂肪的摄入量，还有的则认为全素食才是健康之本。

各种说法鱼龙混杂、莫衷一是，到底怎么吃才最科学呢？这还要从我们的膳食结构开始说起。

这里所说的"膳食结构"是指人在一日三餐中，主食、副食（肉、禽、蛋、奶）、蔬菜和水果及油、盐、糖的搭配比例。

它不是一成不变的，随着经济发展和人民生活水平的提高，食物结构也在不停进化。不同发展水平的国家往往有着不同的膳食结构，它与各国的饮食习惯、自然气候、环境资源、经济发展和生活水平密不可分。

比如，西方国家的膳食结构基本上以肉食和奶为主，采用"三高"，即高蛋白、高脂肪、高热量的膳食模式，肉类摄入比重过大，导致各种慢性疾病的发病率很高。

之所以会出现这样的问题，就是因为三大产能营养素摄入不均衡。

我们前面提到过，人体要保持健康运行，离不开三大产能营养素的支撑。三大产能营养素之间必须保持一定的比例，才能做到平衡膳食、合理营养。

在正常生理条件下，营养素在体内既相互配合，又相互制约。一种营养素在体内的吸收利用与其他各种营养素密切相关。只有平衡膳食，才能保证任何一种营养素都不会偏多或偏少，才能使营养合理、平衡。

然而，随着人们生活水平的提高，食物种类越来越丰富，餐桌上的鸡、鸭、鱼、肉等高蛋白、高脂肪食物越来越多，谷类等植物性食物越来越少。

如此大快朵颐的结果就是，人体摄入蛋白质和脂肪的比例提高了，碳水化合物的比例相对降低，人为地破坏了三大产能营养素的平衡代谢，使某些营养素过剩或缺乏。

蛋白质和脂肪代谢过程复杂，耗氧量高，其最终代谢产物是氨、氮及酮体等酸性物质。如果摄入的蛋白质和脂肪类食物超过了机体需要量，就会在体内转化成脂肪。如果活动量小，消耗不掉，其过剩的部分就会在体内储存下来，造成肥胖。

视觉上的不美观并不是这一过程的唯一结果。

随着摄入体内脂肪的增加，血液里的脂肪浓度也会随之增高；蛋白质吃得多了，肝脏、肾脏代谢的负荷就加重了；随之而来的是代谢紊乱，最终引发各种慢性非感染性疾病，如高血压、高血脂、冠心病、脂肪肝、糖尿病、痛风、代谢综合征等。

所以说，蛋白质、脂肪和碳水化合物这三大产能营养素必须维持在各自合适的范围之内，任何一种营养素的缺乏与过量都会打破体内原有的平衡。

科学搭配营养素，慢性疾病不再见

那么，我们应该如何搭配，才能让三大产能营养素彼此相安无事、和平共处呢？

接下来，我将结合奶奶以前提出的一些营养观点和营养建议，从营养素的搭配入手，教大家把健康牢牢地握在自己手中。

NO.1　按三大产能营养素的摄入比例来摄取

前面提到过，一个健康成人每天所摄取的蛋白质、脂肪和碳水化合物的比例，应分别占全天摄入总能量的10%~15%、20%~30%和55%~65%，而且这个比例应该是相对固定的。

这个比例非常关键，应用范围也非常广泛。

之前在讲营养自测时，我们就曾经利用这一比例，计算过自己一天对蛋白质、脂肪和碳水化合物的需求量。

为了让更多人对这些数字有一个更明确的概念，我们还是以碳水化合物为例，再举个例子来详细说明一下三大产能营养素的摄入比例。

假如有一位女性，体重53 kg，身高165 cm，属轻体力劳动者。

轻体力劳动者每天每千克体重所需能量为25~40 kcal，为便于计算，可以取30 kcal。那么，根据之前讲过的计算方法，她每天所需的总能量就是30 kcal×（165−105）（标准体重）=1800 kcal。

接下来，按照碳水化合物在摄入总能量中所占的比例，我们就能算出她所需的最低碳水化合物量为1800 kcal×55%÷4 kcal/g（碳水化合物的产热系数）=247.5 g，所需最高碳水化合物量为1800 kcal×65%÷4 kcal/g=292.5 g。

也就是说，这位女性每天所需要的碳水化合物量应在247.5~292.5 g之间。

如果我们把这个数量折算为具体的食物，以每100 g标准小麦面粉中含73.6 g碳水化合物来折算，她每天摄入的面粉量就应该在300~400 g之间，而每50 g面粉可做成一个70 g左右的馒头或花卷，那么300~400 g面粉就能做420~560 g的馒头或花卷，相当于女生拳头大小的馒头或花卷6~8个。

用同样的方法，你也可以算出自己每天所需的蛋白质和脂肪量，然后与碳水化合物一起搭配食用，这样的膳食结构才真正对健康有益。长期坚持，对于预防各类因饮食问题而导致的慢性疾病非常有效。

NO.2　按三餐摄入能量占总能量的比例来摄取

通过前面的计算，我们对自己每天该为身体补充多少能量，分别该摄入多少蛋白质、脂肪和碳水化合物，已经有了一定的判断。

然而，这些能量和营养素可不是要你一顿吃下去的，而是要分配到一日三餐当中，并且每一餐摄入的能量占总能量的比例还要合理。

中国营养学会建议，我们早、午、晚三餐所摄入的能量宜占全天总能量的30%、40%和30%，也就是3：4：3的能量比例。那么，我们每天摄入的蛋白质、脂肪和碳水化合物，也应该按照3：4：3这样的比例分配到一日三餐之中，这样才符合身体对能量的需求。

与此同时，为了保证身体能够摄取到其他营养素，如维生素、矿物质、膳食纤维等，我们在为一日三餐选择食物时，除了要保证三大产能营养素的科学摄入量外，还要保证其他营养素的适量摄入。

奶奶以前常说的"没有不好的食物，只有不合理的膳食，关键在于平衡"，就是这个道理。

只有同时满足这两个要求，让摄入的食物多样化，才能让身体达到营养均衡，时刻能量满满。

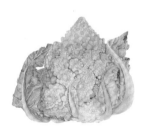

06 营养素搭配，不用吃保健品也能远离病痛

人类食物补完计划

想象一下，如果地球上只剩下一种食物，会发生什么事情？

人们的第一反应：是哪种食物？好吃吗？虽然可能会节省很多做饭的时间，但很快会吃腻吧，毕竟整天对着同一种味道，再好吃也会失去新鲜感。

不过，这些都还是小问题。如果这一情况真的发生，人类要面临的麻烦，就不仅仅是抱怨食物口味单一那么简单了。

事实上，如果将一个人的饮食缩减到只剩一种，除此之外不摄取其他任何养分，用不了多长时间，他就很有可能患上坏血病。

可能有人会对这个答案感到怀疑，这也太夸张了吧，毕竟这个世界上好吃的那么多，难道就没有一种食物能够满足人体基本的营养需求吗？

事实确实如此，没有哪种食物可以充当完美的营养来源。比如蛋白质丰富的肉类不含纤维素，也没有人体所必需的关键维生素；大部分的水果和蔬菜呢，它们含有维生素，却又缺少人体必需的脂肪或蛋白质。

虽然要维持人体的正常运转并不是一件太复杂的事，只需要七大营养素（水、碳水化合物、蛋白质、脂肪、维生素、矿物质、膳食纤维）就足够了，然而，一旦缺少了其中任何一个，后果就相当严重。

北极探险家维尔加尔默·斯蒂凡森在加拿大北部探险时，发现了一种现象：当地一些居民如果只吃像兔肉一类的瘦肉，大约一周之后，就会出现腹泻、头痛、乏力和其他的身体不适症状，人们将这种现象称为"兔子饥饿症"，如果不想因营养不良而死去，他们必须改善饮食结构。

如果我们把最开始的问题改良一下：除了食用一种食物外，还可以通过保健品、药物来补充食物所缺少的维生素和矿物质，是不是就可以了呢？

很遗憾，答案依然是不可以。

生活中，我们都有过这样的体验：再喜欢的食物，吃多了也会吃腻，甚至再也不想吃了。这是因为，在我们的身体中，存在一种叫做"感官特定饱腹感"的保护机制。如果大脑认为你某样东西吃得太多了，就会抑制你对此类味道的渴望，并且，你吃得越多，消化它的能力就越弱。

通过这种机制，身体将我们从营养不良的陷阱中拯救出来。反过来，因为这一机制的存在，单一的食物来源也会让我们的营养仓库越来越贫瘠，最终失去活力。

人不是机器，不能只用简单的加减法把所有营养随便补上就万事大吉。这七大营养素之间也有千丝万缕的关系，它们通过彼此合作来完成身体的各项生化反应，牵一发而动全身。

三大产能营养素之间的相互关系

身材为我所欲也，美食亦为我所欲也。为使两者兼得，又不想费心费力去拿着计算器算热量，有些人就想出了一个聪明的法子：每天只吃一顿饭，或只吃炸鸡或比萨，以此来减少每天总能量的摄入。

通过前面的学习我们知道，身体的三大产能营养素分别为蛋白质、脂肪和碳水化合物，要充分发挥它们的生理机能，我们的日常膳食就要遵循一定的摄入比例。

可是，这样做的原因究竟是什么？如果不遵守，又会产生什么后果呢？

其中，这三者之间相互关系表现最突出的，就是碳水化合物和脂肪对蛋白质的节约作用。

虽然三大产能营养素都会为我们的身体提供能量，但机体在利用能量时，却会按照一定的顺序：优先选择碳水化合物，然后是脂肪，最后才是蛋白质。

如果你摄入的碳水化合物和脂肪充足，那么蛋白质就会被节约下来，不用单纯作为能量物质去进行代谢分解，而是发挥更重要的作用，如组成细胞、修复机体细胞等。只有碳水化合物或脂肪摄入不足时，蛋白质才不得不去满足人体的能量消耗，就可能引发蛋白质缺乏症，出现消瘦、脱发、贫血、免疫力下降、浮肿、体重下降、精神萎靡、皮肤干燥、乏力等症状。

只有在蛋白质摄入量能满足身体最低需要时，碳水化合物和脂肪才会对蛋白质发挥节约作用；也只有在能量达到身体的最低需求后，增加蛋白质才有更理想的效果。

蛋白质是生命中最宝贵的营养素，产能只是它的次要功能。健康的膳食结构应该是三大产能营养素缺一不可，并按正确比例来搭配，这样才能保证每种营养素的摄入量满足人体所需。

否则，本该用来作为身体"建筑材料"的蛋白质，却只能作为"柴火"来燃烧，实在是太可惜了。

不同种类维生素之间的关系及维生素对其他营养素的影响

既然营养素摄入的条件那么复杂，那补充维生素总没有错误吧，如今市面上关于各种维生素制剂的广告层出不穷，随便买几种，补了总比不补好。

虽然人们补充维生素的理念是好的，但很可惜，这种做法依然是错误的。

我们最耳熟能详的维生素，既不参与构成人体细胞，也不为人体提供能量，但它们却是维持生命代谢必需的营养物质，在人体正常生长发育过程中扮演着重要角色。

各种维生素在人体内也不能单独发挥作用，与三大产能营养素一样，不同种类维生素之间、维生素与其他营养素之间也会相互影响。

不同种类维生素之间的相互关系

不同种类维生素之间的相互关系比较复杂，彼此之间也会相互影响。

比如，维生素E会对维生素A起保护作用，当你同时摄入这两种维生素时，维生素E能减少维生素A的损失；维生素C有强化维生素E的作用，但大剂量的维生素C又会影响B族维生素的作用，如导致维生素B_{12}和叶酸的缺乏等。

在日常膳食中，保证各种维生素之间在剂量上的平衡非常重要，一旦某种维生素缺乏或过量，都可能影响机体对其他维生素的吸收和利用。

各司其职的维生素

在大多数情况下，维生素之间的保护和促进作用都是增强的，多种维生素之间的关系也是相辅相成的。只有当某种维生素缺乏或过量时，其他维生素才会受到影响，进而影响它们的功能发挥。

只要我们膳食均衡，多吃新鲜的蔬菜、水果等，少吃腌制、久存放、过度加工的食物，基本就能为身体提供比例合理的维生素，同时也能促进各种维生素之间正向的相互关系。

有些朋友可能会问：我平时工作忙，没时间关注饮食，直接买维生素制剂吃行不行？

如果不是身体缺乏维生素严重，我不太建议这样做。

其实每天要摄入新鲜的蔬果并不难，比如中午时尽量多吃几种蔬菜，上午或下午趁休息时补充一些水果，基本就能满足身体所需。最重要的是，通过食物来补充，还能同时摄入更多的营养素，这是单纯吃维生素制剂不能满足的。

维生素与三大产能营养素

虽然身体对维生素的需求量不如对三大产能营养素多，但小小的维生素仍然与三大产能营养素之间有着密切的关系。

比如，有些维生素是脂溶性的，如维生素A、维生素D、维生素E、维生素K等。如果你平时摄入脂肪过少，体脂率太低，这些维生素就难以被机体吸收，身体也容易出现维生素缺乏症状。所以如果一个人缺乏维生素A、维生素D等脂溶性维生素，那他在吃富含这类维生素的食物时，同时还要增加一些脂肪的摄入量才能促进机体对维生素的吸收。

再比如，三大产能营养素在转化为能量时需要B族维生素作为酶或辅酶参与过程。在这个过程中，维生素起着增强能量代谢的功能。所以，人们在摄入三大产能营养素时，还要适当摄入些富含B族维生素的食物，如全谷物食物、菌类、豆类、酵母及一些绿叶蔬菜和水果等，来促进不同营养的吸收。

维生素与三大产能营养素之间只有保持相对稳定的关系，彼此才能发挥最大的营养功效。

矿物质之间的相互关系

矿物质包括宏量元素和微量元素，它们也是有一定含量和比例的，少了不行，多了也不行。

更重要的是，这些元素在被人体吸收的过程中，会存在一种拮抗作用，也就是彼此出现排斥现象。比如现在很多人都会补钙，但过度补钙反而会导致人体对其他矿物质如镁、锌、铜、铁等吸收不足。体内缺乏这些微量元素，就会出现代谢紊乱。

再比如有些人缺锌，就盲目进补，甚至把锌当成营养品长期服用。却不知高锌状态不仅会损害免疫系统，还会严重干扰人体对铁的吸收，甚至诱发缺铁性贫血，得不偿失。

那么，我们怎么来为身体补充矿物质呢?

其实，我们的身体每天对矿物质的需求量较少，正常的膳食中一般都含有足够的矿物质，通常不用再额外补充。但人体特殊情况下可能会出现某些元素缺乏现象，比如孕妇、老人可能会缺钙，儿童可能会缺铁等，可以在医院诊断后，在医生指导下补充，不要自己随便瞎补。

其他营养素之间的关系

必需氨基酸和非必需氨基酸对人体来说都非常重要，而且有些氨基酸可以相互代替，如酪氨酸可以替代部分苯丙氨酸。

此外，若一种氨基酸大量出现于正常膳食中，不论其为必需氨基酸还是非必需氨基酸，都会引起氨基酸不平衡的不良后果。

食物里的秘密花园

有关人体和营养的诸多秘密，并没有完全展示在人们面前。

据一项流行病学调查数据显示，每天摄取多种蔬菜的人比只吃少量几种蔬菜的人患病概率更低，即使后者也摄取了足够多的热量。其中的原因不得而知。

　　对于人类来说，探寻食物奥秘之路依然漫长。是否还有一些重要的营养物质没有被发现？是否还有一些秘密没有走入我们的认知领域？

　　面对这些问题，最安全的办法就是保证膳食平衡，只有这样，才能保证任何一种营养素都不会偏多或偏少，不用吃保健品，身体也能远离疾病、保持健康。

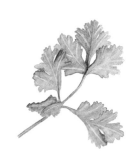

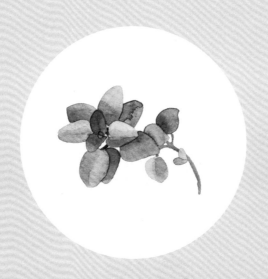

07 想要瘦得匀称，好脂肪必不可少

肥胖者的"大敌"

要说食物中哪种营养成分最令人嫌弃，脂肪是当之无愧的"典型"。

如果放任它们自由生长，不仅会毁了我们曼妙的身材、美丽的容颜，而且会夺走我们的健康，可谓是罪行累累，罄竹难书。

罪行一：对于肥胖的人来说，由于身体脂肪组织增多，耗氧量加大，会增加心脏的负担，继而导致心肌肥厚，尤其是左心房负担加重，时间长了就容易诱发高血压、冠心病等疾病。

罪行二：肥胖所致的代谢异常、内分泌异常等，也会引发多种疾病。比如体内的糖代谢异常，可能引发糖尿病；脂肪代谢异常，可能引发高脂血症；而嘌呤代谢异常，又会引起高尿酸血症等。

一些身体肥胖的女性还可能出现卵巢功能障碍，导致月经不调，甚至出现不孕。

罪行三：长期高脂肪饮食会造成血液中高脂肪状态，脂肪容易在动脉血管壁上沉积，形成粥样斑块，进而造成动脉粥样硬化。

这些动脉壁上的斑块一旦脱落，就是栓子。栓子流哪儿，就栓塞在哪儿，脑梗死、心肌梗死等严重疾病就会因此发生。

罪行四：肥胖还容易引发肝胆疾病，如脂肪肝、胆固醇结石等。很多人平时感觉很健康，一拿到体检报告才发现自己哪儿哪儿都是毛病，很多时候就是脂肪在作祟。

最后，长期高脂肪饮食最直接的后果，也是最让人无法原谅的"罪行"，就是发胖。

正所谓："腰带长，寿命短，一胖百病缠。"

一旦身体过于肥胖，各种各样的疾病就会随之来敲门。

面对这一肥胖者的大敌，无数爱美人士对它恨之入骨，欲除之而后快。

然而，如果身体里再也没有令人讨厌又难减的脂肪，是不是真会如想象一般美好呢？

身体里的"液体黄金"

如果你把变胖的原因全部归于脂肪，那就有些冤枉它了。

脂肪并不是魔鬼，而是一把双刃剑。在某些人眼中，它是妨碍自己变美的绊脚石，但在营养专家眼中，它却是珍贵的"液体黄金"，与蛋白质、碳水化合物一样，是人体健康必需的营养素，在人体内发挥着重要作用。

作用一：供能

脂肪可以给机体提供较高的热量，每克脂肪可产生9 kcal热量。我们每天所需的能量，有20%~30%都要从脂肪中获取。可以说，人体中的脂肪是体内热量的储存库，如皮下脂肪为体内的储存脂肪，当机体需要时，可随时被人体动用。

只有当摄入能量过多，超过了人体消耗的能量，体内储存的脂肪增加，身体才会发胖。

作用二：隔热保温

脂肪除了能提供能量、储存能量外，还可对机体起隔热保温的作用，支持和保护我们身体内各种脏器和组织、关节、神经、血管等，充当体内脏器的保护垫，帮助它们减轻震动，免受撞击。

除此以外，皮下脂肪还能让我们保持体温的恒定，让我们的身体一直处于一种恒温、舒适的状态。

作用三：人体组织的结构成分

脂肪提供各种脂肪酸作为合成其他脂质的材料。比如，磷脂、糖脂和胆固醇等是细胞膜的组成成分；磷脂、糖脂还是大脑、脊髓和神经组织的主要构成成分。

作用四：促进脂溶性维生素吸收

我们身体所需的维生素A、维生素D、维生素E等都属于脂溶性维生素，它们必须在脂肪的参与下才能被人体吸收和利用。

作用五：提供必需脂肪酸

食物中的脂肪是重要的营养物质，它可以提供必需脂肪酸。必需脂肪酸是合成磷脂的必需原料。磷脂具有促进生长发育，增进血管壁健全，降低血脂含量，减少血栓生成，保护皮肤等作用。

作用六：改变食物的感官性状

烹调油和食物中的脂肪可以改变食物的感官性状，产生诱人的香味，刺激唾液分泌，增进食欲，也有利于人体消化吸收。除此以外，膳食脂肪还可延迟胃的排空，从而增加饱腹感。

由此可见，虽然过多的脂肪让人大伤脑筋，但它被称为人体内的"液体黄金"并非浪得虚名，更不是一无是处，相反，还对我们的身体处处照顾。

如果我们不顾身体的需求强行减脂，即使短时间内体重减轻了，身材苗条了，但随之而来的却可能还有身体疲乏无力、免疫力下降等问题，同样对身体健康无益。

跟着专家聪明减脂

脂肪是人体不可缺少的重要营养物质，适当的脂肪摄入对人体是有益的，但多余的脂肪也会增加身体的负担。

为了维持两者之间的平衡，我给大家提供以下建议。

第一条建议：管住嘴，尽量低脂饮食

在一般人的印象里，高热量高油脂的食物最好吃，也是最容易让人发胖的"热量炸弹"，却很少有人知道，在三大产能营养素中，脂肪是最不容易产生饱腹感的。

举个例子，一个人吃500 g青菜，饭量小的能达到七八分饱；若换成吃一小勺黄油，虽然很腻，却不会产生很饱的感觉。然而，这一小勺黄油为你身体增加的能量，却几乎超过了500 g蔬菜提供的能量。

我们前面曾讲过蛋白质、脂肪和碳水化合物的产热系数，其中蛋白质和碳水化合物的产热系数都是4 kcal/g，而脂肪的产热系数为9 kcal/g。也就是说，同样摄入1 g的营养素，脂肪产生的热量是最多的。

这也是高脂食物容易让人发胖的原因。因为只要吃一点点，你甚至不会有任何饱胀感，就能让你摄入的能量达标甚至超标！

这种因"吃不饱"产生的错觉，会让我们在不知不觉间就吃下了很多热量。如果平时再不愿意运动，体内多余的能量消耗不掉，就很容易囤积起来，成为腰间的"游泳圈"。

因此，要想控制脂肪的摄入，平时就要减少吃肥肉、黄油、奶油、巧克力、蛋糕等高脂食物的频率，另外像一些油炸食物，如炸鸡、薯条等的摄入也要适可而止，以避免脂肪摄入超标的危险。

第二条建议：适当控制碳水化合物的摄入量

为了减肥，很多人对脂肪严防死守，却不知碳水化合物在进入人体后，也会在肝脏中转变成脂肪。

由于肝脏每天将碳水化合物转化为脂肪的速率是有限的，身体摄入的多余碳水化合物就会刺激胰岛素分泌，而胰岛素分泌就会抑制脂肪分解，导致脂肪囤积。

因此，一个健康成人每天碳水化合物的摄入量应占全天摄入总能量的55%~65%，换算成食物一般为150~300 g。

第三条建议：迈开腿，增加能量消耗

不管采用什么方法，运动永远是甩掉脂肪最持久、最有效的方法之一。

一旦你动起来，身体内的能量消耗就会增加，当你摄入的能量和消耗的能量逐渐趋于平衡后，你的体重就会慢慢趋于正常，身材也会逐渐趋于完美。

归根到底，脂肪并不是魔鬼，而是一把双刃剑，它对我们的身材或健康是否有益，关键就看我们怎么利用它。

如果你最近正在疯狂减脂，却怎么也减不下来，不如先检查一下自己的日常膳食，算算自己每天摄入的脂肪有没有超标？目前的膳食结构有没有需要改进的地方？如果有不科学的地方，一定要及时纠正哦！

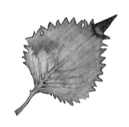

大师餐单

李瑞芬推荐的低盐膳食
早餐：牛奶250 mL、紫薯馒头50 g、炝炒藕丁100 g、水煮蛋1个。

午餐：红薯饭100 g、冬瓜余丸子150 g、豆芽炒肉丝150 g。

晚餐：番茄炒蛋150 g、南瓜泥70 g、土豆丝60 g。

总热量：972 kcal。

点评：每日饮食中烹调用食盐2 g左右，少用味精、鸡精。忌用：酱菜、咸蛋、咸肉等腌制品。

李瑞芬推荐的补钙膳食搭配
（一）

早餐：素包子2个、核桃花生豆浆220 mL、麦麸饼干20 g。

上午加餐：50 g酸奶。

午餐：海带炖排骨200 g、杂粮饭80 g、番茄炒鸡蛋150 g。

晚餐：炒素三丝100 g、油菜炒豆腐干150 g、牛奶南瓜羹75 g。

总热量：1196 kcal。

（二）

早餐：豆腐脑200 g、水煮鸡蛋1个、肉末豌豆70 g。

上午加餐：50 g拌豆腐皮。

午餐：海带乌骨鸡200 g、薏米杂粮饭80 g、紫菜蛋汤150 g。

下午加餐：苹果100 g。

晚餐：清炖鲫鱼200 g、豆芽炒韭菜100 g、猪肉水饺6个。

总热量：1210 kcal。

点评：食谱中有含钙丰富的豆制品、海带、酸奶和绿叶菜。加餐可以补充正餐不足的营养成分，更好地补充钙质。

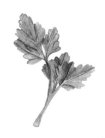

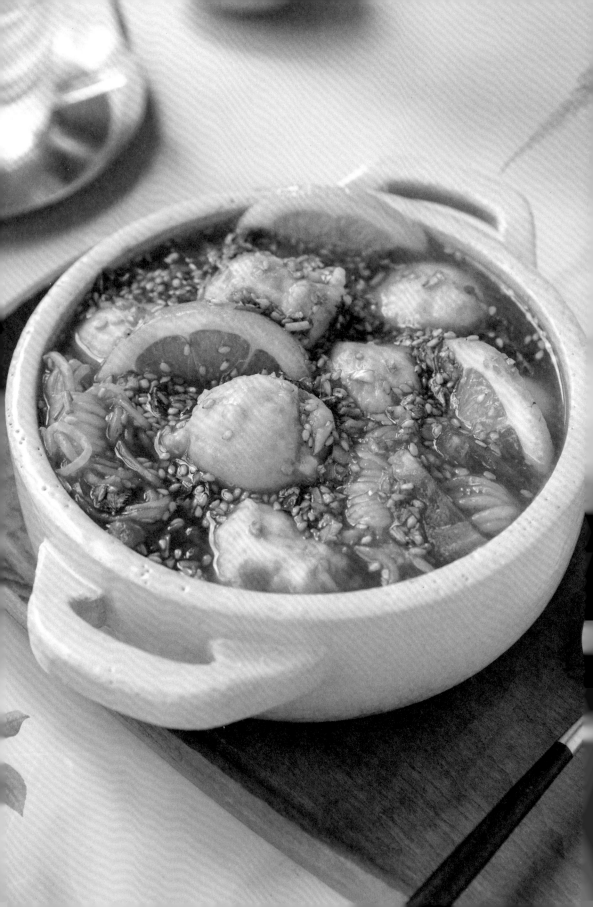

【菜谱】低脂平衡好搭配：酸辣虾滑魔芋爽

食材：虾滑100 g、魔芋结70 g、番茄100 g。

酱汁：酱油1勺（5 g）、耗油1勺（10 g）、醋1勺（5 g）、蒜蓉10 g、白芝麻1勺（2 g）、白砂糖半勺（5 g）、柠檬汁1勺（5 g）、香菜叶1勺（5 g）、盐适量，加适量水调匀。

总热量：158 kcal。

制作过程：

① 调酱汁。

② 锅中少油炒香番茄碎，加1碗清水煮开。

③ 下入虾滑和魔芋结煮熟，捞至酱汁中。

④ 盛出适量番茄汤，开动！

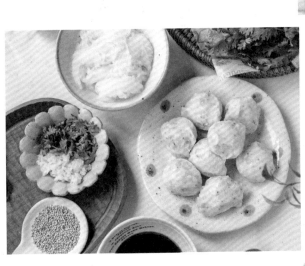
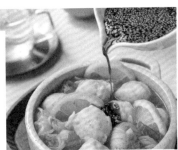
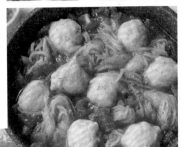

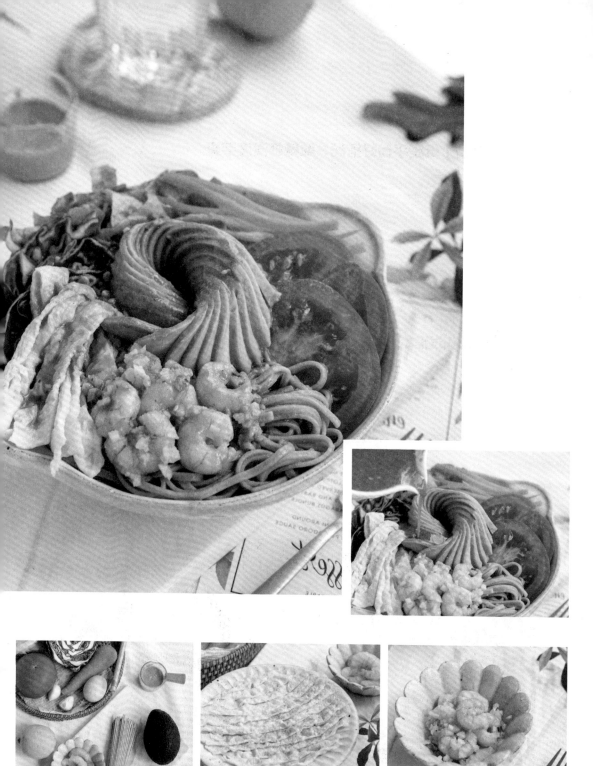

【菜谱】低脂搭配好营养：果香彩蔬荞麦面

食材：基围虾18 g、牛油果1个、荞麦面75 g、鸡蛋1个、西红柿1个、胡萝卜20 g、生菜15 g、紫甘蓝15 g。

酱汁：低脂花生酱10 g、油醋汁10 g、黑胡椒2 g、蒜5 g、柠檬汁2勺（10 g）、盐2 g，加适量水调匀。

总热量：396 kcal。

🍴 制作过程：

① 将料酒和生姜加到冷水里煮开，放入基围虾煮4~5 min。

② 基围虾去壳去虾线，加入1勺盐、1勺生抽、1勺辣椒粉（不吃辣可不加）、胡椒粉、大蒜末，拌匀备用。

③ 鸡蛋煎成蛋饼，切成条状。

④ 荞麦面煮熟用冷水泡着备用（下锅煮4~5 min后过2遍冷水不容易粘）。

⑤ 西红柿切片，紫甘蓝、胡萝卜切丝，生菜洗净。

⑥ 牛油果竖着对半切开，然后横着切成片，拉长卷成一朵花（牛油果容易氧化，切开后马上挤上柠檬汁）。

⑦ 在酱汁里加入白芝麻酱，加入一点温牛奶，一直搅拌成顺滑的状态，然后浇在装盘后的食材上，再撒点白胡椒和盐。

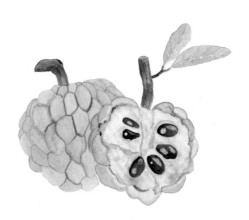

吃得对，不仅会瘦，
更有好气色

第三章

Part

01 减脂不疲劳，吸收精华才有好气色

人憔悴，却无黄花瘦

"运动后没精神。"

"严重脱发，注意力不集中。"

"整个人萎靡不振，皮肤没有光泽。"

"肌肉变得松弛，免疫力下降。"

在减肥期间，尤其是靠节食减肥期间，很多朋友都曾受到过以上一种或几种问题的困扰，让人颇为恼火：原本是想靠减肥提升颜值，结果体重虽然减轻了一点点，整个人却像被吸走了灵气一般，看上去老了好几岁。

为什么会出现这样的情况呢？

稍微有点健身常识的人，应该一下就能指出其中的关键：身体消失的精华就是蛋白质。

以上这些症状都是人们在减肥期间摄入的蛋白质不足导致的。

作为一切生命的物质基础，在我们摄入的全部能量中，蛋白质提供的占20%左右。由于人体每天都会有少量蛋白质随着细胞的新陈代谢被排出体外，所以我们需要每天补充蛋白质，才能维持其在体内的平衡。

一旦蛋白质摄入不足，就会引发严重后果：儿童摄入过少，会出现发育迟缓、身材矮小、体重不增、皮下脂肪减少或消失等情况；成年人摄入不足，最直接的后果就是体重减轻、皮肤松弛，特别容易长皱纹。

很多女性朋友都有这种情况，年纪轻轻的，脸上皱纹却很明显，用很多名贵的化妆品也不管用。其实用化妆品是"治标不治本"，身体不能获得充足的

蛋白质，任何名贵的化妆品都弥补不了。

另外，蛋白质摄入不足还会出现骨质疏松、易疲劳、免疫力低下等症状，严重时还会引起水肿和肠胃疾病。

当然，可能会有一些勇敢者想要剑走偏锋："我不管，只要体重先降下来，以后缺什么可以再补嘛！"

这也是人们认知上的一个普遍误区。

实际上，蛋白质的补充与减肥并不冲突，相反，蛋白质还是一个名副其实的减脂小能手，可以帮助身体消除水肿、增加饱腹感、促进肌肉生长、帮助脂肪燃烧，最重要的是还可以避免减肥成功后的体重反弹。

如果你想美美地瘦一回，每一步都离不开蛋白质的帮助，千万不要将它打入冷宫哦！

蛋白质的"前世今生"

如果将人体比作一栋房子，蛋白质就是这栋房子的建筑材料，它究竟有多重要呢？

作为人体必需的三大产能营养素之一，身体每个细胞和所有重要组成部分都少不了蛋白质的参与。

蛋白质还是构成人体免疫细胞和抗体的重要成分，当你发烧生病，身体被病毒攻击时，这些免疫细胞和抗体就会出来和你一起战胜病毒。所以，充足的蛋白质摄入有助于增强我们身体抵抗疾病的能力。

既然蛋白质具有如此重要且不可撼动的地位，我们应该如何获取，尤其是减肥期间怎么补充蛋白质才最科学呢？

不要着急，在解答这个问题之前，根据蛋白质的来源，我们先来了解一下蛋白质的两种分类。

减脂新宠：植物蛋白

平时我们一提起补充蛋白质，第一个想到的就是吃肉。

实际上，蛋白质并不是只存在于肉类之中，我们常吃的谷类、豆类、菌类、坚果等，就是植物蛋白的主要来源。

其中，大豆的蛋白质含量很高，是植物蛋白中的优质蛋白，而豆制品在制作过程中，由于失去了一些难消化的物质，从而大大提高了其蛋白质的消化吸收率。

谷类食物中的大米、小麦、燕麦中也含有一定量的植物蛋白，虽然含量不是很高，但由于我国居民习惯以谷类为主食，每天吃的量比较大，摄入的蛋白质总量也很可观。所以，谷类食物也是蛋白质的主要来源。

坚果是指花生、核桃、杏仁等。虽然坚果的蛋白质含量不少，但它们的脂肪含量也高。因此，不能把坚果作为补充蛋白质的主要食物。

菌类指的是各种蘑菇、木耳等。此外，菌类还含有很多其他重要的营养素，如膳食纤维、微量元素等，是营养价值很高的食物，我们平时的餐桌上一定不要少了它。

对于减脂人群来说，植物蛋白还有一个好处，就是不含胆固醇，除坚果外，其他植物中的脂肪含量也比较低，既能满足我们身体对蛋白质的需求，又能减少胆固醇、脂肪的摄入，很适合肥胖人群及"三高"（高血脂、高血糖、高血压）人群食用。

健身C位：动物蛋白

动物蛋白大部分来源都是和动物有关的，主要存在于肉类、蛋类和奶类中，肉类包括牛肉、羊肉、猪瘦肉、鸡肉、鸭肉、鱼肉及虾、蟹等。

与植物蛋白相比，动物蛋白质量好，身体利用率更高。美中不足的是，畜肉类脂肪和胆固醇含量较高。以我们常吃的肉类来说，牛肉、羊肉和猪肉的蛋白质含量几乎相同，但脂肪含量不同。一般来说，牛肉的脂肪含量少于羊肉，羊肉的脂肪含量少于猪肉，猪肉的脂肪含量在这三种肉中是最高的。

对于有减脂需求的人来说，鸡肉、鸭肉、鱼肉及虾、蟹中的脂肪和胆固醇含量较少，还容易被消化吸收，更符合人体健康的需要。但也要注意，鱼子和蟹黄中的胆固醇含量较高，如担心摄入胆固醇过多，吃时去除鱼子、蟹黄即可。

除此以外，各种蛋类也是动物蛋白大户。鸡蛋可以给我们提供物美价廉的优质蛋白质。牛奶不仅能提供优质的动物蛋白，还能提供丰富的钙和维生素D。

狂热的追随者

正是由于其自身特有的重要性，蛋白质成为减肥、增肌界的明星，更是营养品市场的宠儿，甚至吸引了一大批狂热的粉丝。

我身边有一些喜欢健身的朋友，就特别迷恋补充蛋白质：早晨吃8个鸡蛋白，不吃蛋黄；中午牛肉、鸡肉、鱼肉轮流上，额外再来一杯蛋白粉冲饮。

虽然蛋白质确实能促进肌肉细胞的生长和修复，让人看起来肌肉饱满，很有健康感，但如果长期这样吃，蛋白质摄入过量，同样会对身体产生不良的影响。

由于蛋白质进入人体后，主要是在肝脏和肾脏内代谢，长期过多地摄入蛋白质，会导致体内代谢产物增多，增加肝、肾负担，尤其老年人更容易发生肝、肾功能衰竭。

除此以外，蛋白质的代谢最终产物是酸性物质，代谢产物过多就会造成人体内环境酸化，形成慢性酸中毒。体内酸性物质多了，肌肉会感到酸软不适。这也是我们在短时间内吃进大量肉类食物后会感到疲劳的原因。

蛋白质的正确食用指南

一般来说，一个健康成人每天身体中要更新300 g以上的蛋白质，但在生活中，我们每天摄入50 g左右的蛋白质基本就能满足身体所需了。

不过这50 g蛋白质也不是让你一次全吃下去，而是要分散到全天的饮食中，并且要多摄取优质的蛋白质。

肉、蛋、奶天天见

动物蛋白和大豆中的蛋白质都属于优质蛋白。其中，动物性食物中的牛肉、兔肉、鸡肉、鸽肉、鱼肉、蛋类等，是优质蛋白质的主要来源，可以在一日三餐中有选择性地摄入。最好是能每餐都见到肉、每天都见到蛋，以便更好地发挥蛋白质的互补作用。

动物性食物中的牛奶也很重要，每天喝300 g的液态奶，不但能为身体补充蛋白质，还能提供优质的钙质。为避免一次性摄入过多，你只需在早餐时喝一杯200 mL左右的牛奶，上午或中午再加一瓶100 mL左右的酸奶就够了。

大豆及豆制品也是我一直给大家推荐的优质食物，其内含丰富的优质植物蛋白。如果是三口之家，一块300 g左右的豆腐刚好够标准餐盘的一盘，完全能满足三口人一天的豆制品摄入需求。

最佳的搭配组合

近几年，随着一种全素饮食生活方式的悄然兴起，很多人都加入了素食大军，一点荤腥都不沾。既然植物中也有优质蛋白，那只吃素食能不能满足我们身体对蛋白质的全部需求呢？

答：虽然一些素食也能为我们的身体补充蛋白质，但很多人不知道的是，植物蛋白中缺少赖氨酸、蛋氨酸等人体必需氨基酸，而这恰恰是动物蛋白中所富含的。

虽然植物蛋白与动物蛋白的来源不同，但二者没有高下之分，而是相辅相成的互补关系，谁也不能代替谁。

最好是各种食物搭配来吃，才能取长补短。这样为身体补充蛋白质的效果会远胜于单靠一种或一类食物来补充。如果过于偏爱某类蛋白质，或者没吃对、摄入量不够，都会对我们的健康产生一定影响。

为了更加科学地补充蛋白质，我向大家推荐一个最佳的搭配组合：谷物+肉类+豆类（或蛋类）。

谷物中大米、面粉的赖氨酸含量少，豆类中缺乏蛋氨酸，而肉类中富含赖氨酸，蛋类中富含蛋氨酸，彼此搭配吃，刚好能实现互补，提高膳食中蛋白质的利用率。

顺便补充一下，如果你平时喜欢通过蛋白粉来补充日常所需的蛋白质，最好能在医生或专业人士的指导下食用，毕竟再好的东西，贪多也不行。只有合理摄入，才能提高健康水平，预防多种疾病的发生。

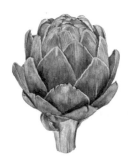

02 植物生物活性物质：瘦身又能祛黄气

科学"吃草"，变瘦变美两不误

不管在什么时代，活得健康、漂亮始终是人们的本能追求。

虽然每个人减肥的理由各不相同，可能是为了让自己看起来更自信，可能是为了穿衣服更好看，也可能是为了让身体摆脱"超重"的危险，重回健康的轨道……总之，为了遇见更好的自己，人们忍痛将各种高热量美食赶下餐桌，取而代之的，是由各种蔬菜、豆类、水果、谷物等组成的以植物性食物为主导的健康饮食结构。

对于想要保持身材的人来说，比起大口吃肉，食用植物性食物更有助于抑制食欲、控制体重，让自己远离变胖的烦恼。这几乎已经成为现代人的一种共识。

然而，植物性食物的好处还远不止于此。

近年来，世界各国有关专家和学者的陆续研究发现，在植物性食物中，除了已知的营养素之外，还存在着数量非常巨大的微量有机化合物。

虽然到目前为止人们还没有把它们划为营养素的范畴，但这些数量巨大的微量有机化合物在进入人体后，会在体内发挥抗氧化、抗突变的作用，在维持人体最佳健康状态、预防各种慢性疾病等方面具有举足轻重的作用，甚至有些功效是现代化学药物所不能代替的。

尽管还处于一个崭新的研究领域，但它们对人体健康产生的强大有益作用已经逐步凸显，并且越来越受到人们的重视。这些物质也被笼统地称为"植物生物活性物质"或"植物抗氧化剂"。

有学者称，20世纪90年代以来，人们对植物生物活性物质的研究利用和全新认识，代表了营养学第二个"黄金时代"的到来。植物生物活性物质作为功能性因子在功能性食品中的地位也会越来越重要。

对于普通人来说，这一发现同样令人兴奋，毕竟只要在饮食上稍做改变，就能减脂、美容两不误，何乐而不为呢？

身边的植物生物活性物质宝库

提起"植物生物活性物质"，很多人也许是第一次听说，感觉专业又拗口，似乎离我们的生活非常遥远。实际上，它可不是什么"陌生人"，而是几乎每天都陪伴在我们身边的"老朋友"。

和膳食纤维只存在于植物性食物中一样，植物生物活性物质也大都存在于新鲜的蔬菜、水果、豆类中。

接下来，我们就介绍两类最常见的植物生物活性物质，以及我们怎么补充才能让它们最大限度地发挥作用，为我们的身体提供更好的服务。

多酚类物质

多酚类物质是所有酚类衍生物的总称，一般分为酚酸、黄酮类和儿茶酚。这些物质都是很强的抗氧化剂，也是驻颜美容的佳品。

生活中，各种绿色、蓝色、紫色、黄色、橙色等色彩斑斓的蔬果中都含有多酚类物质，如草莓、蓝莓、蔓越莓、红葡萄、樱桃、芒果、柑橘等。此外，苹果、梨、香瓜中也含有一定量的多酚类物质。

蔬菜中的多酚类物质含量通常比水果低，但也比较可观，如洋葱、菜花、卷心菜、芹菜、香菜、紫甘蓝、紫薯、甜菜等都含有多酚类物质。

谷物和豆类中也含有一定量的多酚类物质，如全谷物食品、燕麦、黑麦及菜豆、豌豆、黄豆等都是多酚类物质较为丰富的来源。

此外，还有几种很受欢迎的食物包含大量的多酚类物质，如红葡萄酒、咖啡、绿茶和巧克力，尤其是黑巧克力中含量最高。

因此，人们常说的"喝红酒抗衰老""吃水果可以美容"等，确实是有科学道理的。它们的秘密，就在于其中蕴含的多酚类物质可以对人体产生一定的健康功效，如抗氧化、抗衰老、消炎杀菌、抗病毒等，能提高人体免疫力，并预防心血管疾病等。

不过，要想正确补充多酚类物质，并不是水果吃得越多越好，红酒喝得越多越好。

多酚类物质虽然易溶于水，很容易被人体吸收，却有着独特个性，就是只能在人体内待几个小时，然后就会被代谢或排出体外。最好的摄取方法，就是每天都摄取一些，甚至每隔几个小时就摄取一些。

虽然听上去有些琐碎，但要做到也不难，比如我们可以这样规划一天的食谱：

早餐：先喝一杯豆浆，豆浆中就含有多酚类物质。

上午：吃一些深色水果来补充，如草莓、樱桃、芒果、葡萄等。

午餐：可以从菜花、卷心菜、紫甘蓝、豆类、紫薯、黑米等食物中补充，适当的烹煮和加热不会破坏多酚类物质，将食物煮熟反而还会提高多酚类物质的生物可利用率。

下午：到了三四点钟，身体感到疲劳时，可以吃一小块黑巧克力，或者喝一杯绿茶、一杯不加糖的黑咖啡等。

这样安排，摄入的多酚类物质就能满足身体一天所需了。

类胡萝卜素

这个名字大家就熟悉得多了，每当孩子不想吃胡萝卜的时候，家长都会一边给孩子夹菜，一边语重心长地说："不许挑食，这里面有胡萝卜素！"

类胡萝卜素是一种具有营养特性的植物化合物，也是一种脂溶性的天然色素，它所呈现的颜色主要有红色、黄色、橘色等，其色彩与胡萝卜的颜色非常相似。

类胡萝卜素不是一种单一的植物化合物，它包含番茄红素、玉米黄质和叶黄素等。

虽然它以胡萝卜来命名，却不只存在于这一种蔬菜中。各种蔬菜、水果和菌藻类食物中均富含类胡萝卜素。比如我们常吃的南瓜、红心甜薯、彩椒、西红柿等一些橘黄色蔬菜，以及菠菜、韭菜、空心菜、豌豆苗、苋菜等绿色蔬菜中，都含有一定量的类胡萝卜素。

除此之外，水果中也含有类胡萝卜素，主要集中于一些红黄色水果中，如柑橘、芒果、木瓜、杏、柿子、柚子等。

作为人体中一种重要的抗氧化剂，类胡萝卜素在进入人体后可有效清除自由基，减少细胞氧化反应，预防细胞、组织和基因损坏，从而增强身体的免疫力，抵抗病毒，减少患癌症的风险，有效地维护心脑血管健康。

另外，类胡萝卜素还能在人体内转化为维生素A，是人体内维生素A的主要来源。维生素A可在一定程度上保护视力，预防视力衰退及白内障等眼科疾病。

补充类胡萝卜素的方法也非常简单：平时我们可以有意识地选择一些深绿色、黄红色蔬果来吃。一般健康成人每天只需吃手指长度的半根胡萝卜或拳头大的一个西红柿就能满足身体对类胡萝卜素的基本需要量。

在烹饪方法上，由于类胡萝卜素属于脂溶性维生素，如果你把富含类胡萝卜素的食物与油脂一起烹调，可以让类胡萝卜素溶解在油脂中，提高吸收率。但番茄红素遇到光、热等会发生分解，假如你想摄入更多的番茄红素，在烹调时就要尽量避免高温或长时间加热。

最后还要提醒大家注意的是，摄入过多的类胡萝卜素可能会使皮肤发黄，但这只是暂时现象，无须担心，只要暂停食用一两天，皮肤就能恢复如初，不会影响健康。

完美体态的守护神

除了以上两大类外，植物生物活性物质还有很多种，对人体的作用也各不相同。

比如植物固醇，主要存在于植物种子及油料中，能帮助我们降低胆固醇；皂苷是一种有苦味的植物化合物，在豆科植物中含量特别丰富，具有抗癌、抗氧化和免疫调节作用。

还有多种菌菇类食物中含有的多糖体能调节血糖、降低胆固醇和提升免疫力；十字花科蔬菜中的吲哚，同样具有强化免疫系统、防病保健的作用。

　　总体来说，植物生物活性物质对健康的功效主要表现在抗氧化、抗菌消炎、防癌抗癌及保护心血管、提升机体免疫力等方面，它逐渐被大众认识，并被当作维护我们身体健康的新星，也成为爱美人士在减脂路上的绝佳伴侣。

　　我们提倡大家多食用新鲜的蔬菜、水果，建立"以植物性食物为主，以动物性食物为辅"的饮食原则。只有这样，才能充分利用这些植物中的"隐藏功能"，让它们成为我们维持"最佳健康状况"，拥有"最佳体态"的秘密武器。

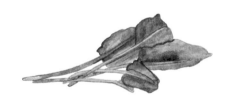

03 补充微量元素：气色好又不长胖

减脂新招：想瘦哪里瘦哪里

人体是一件非常精妙的艺术品，为了使其一直处于健康、有活力的巅峰状态，需要各种营养素的相互配合和互相支持，编织成一张错综复杂的大网，让身体的各个器官都能和谐、有序地运行。

在这张大网中，每种营养素都有自己的一席之地，扮演着重要的角色。

虽然不一定要达到"多一分则过，少一分则不及"那样的完美状态，但任何一种元素的缺席，都会在这张大网上留下一个缺口，时间一长，千里之堤也会毁于蚁穴。接下来要登场的，就是我们生活中最容易忽视的"小透明"——微量元素。

从它的名字就可以看出，既然叫微量元素，说明人体对它们的需求量并不多。事实也确实如此，相对于我们熟悉的钙、镁、钾、钠等宏量元素，微量元素在人体内的含量微乎其微，它一般指每人每日需要量在100 mg以下的元素，如铁、锌、铜、碘、硒、铬等，但这可不是我们小看它们的理由哦！

经过人们多年对蛋白质、脂肪、碳水化合物的大量研究发现，微量元素在体内含量虽微，却在人体生长代谢过程中起着极大的作用。当前世界四大营养素缺乏病中，与微量元素有关的就有两种，即缺铁性贫血与缺碘性甲状腺肿。

除此以外，为身体适当补充某些微量元素，不仅可以让你拥有更完美的身材曲线，还能有针对性地消耗你体内多余的脂肪。比如，多补充铁元素，可以促进腰腹部的血液循环，使你轻松拥有小蛮腰；多补充锌元素可以促进新陈代

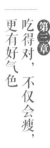

谢，帮助消化，有助于消除体内多余胆固醇等。

由于微量元素在体内不能合成，只能从外界摄取，因此从某种意义上来说，它比维生素更为重要。

如果你想让减肥事业事半功倍，不妨借助它们的力量，也许会有意外收获哦！

微量元素的主要家族成员

必需微量元素是维持人体正常生命活动必不可少的微量元素，包括碘、锌、硒、铜、钼、铬、钴及铁；可能必需的元素，包括锰、硅、硼、矾及镍。某些矿物质虽然有潜在毒性，但在低剂量时，可能对人体有必需性，包括氟、砷、锡等。

虽然微量元素家族成员众多，但现已明确的我们身体必需的只有8种，我们分别来认识一下。

铁元素

铁是人体内必需微量元素之一，它在人体内的数量很少，健康成人体内含铁量为3~4 g，主要以铁蛋白及含铁血红素的形式存在。其中，血红蛋白是体内铁的最主要储存形式。

很多人都知道，缺铁会造成缺铁性贫血，最常见的症状是脸色苍白，全身无力，易疲劳、头晕、气促、心跳过速等，直接后果就是免疫力低下，容易患上一些感染性疾病。

因为铁是构成红细胞的原料，参与血红蛋白、肌红蛋白、细胞色素及某些酶的合成。很多人在减肥期间看上去脸色苍白，病恹恹的，就是缺少铁元素的缘故。

碘元素

碘是人体必需微量元素之一，它在人体内含量很少，健康成人体内含碘量约为40 mg，其中大部分（20%）存在于甲状腺内，其余的则存在于肌肉等组织中。

当成年人机体内碘含量不足时，最常见的后果就是甲状腺肿大，也就是我们常说的"大脖子病"。因为碘在甲状腺素合成过程中扮演着重要角色，碘摄入不足，甲状腺素合成就不足，我们的脑垂体就会不断刺激甲状腺，让甲状腺快点分泌出甲状腺素，造成甲状腺肿大。

锌元素

锌在人体内的含量只有2~2.5 g，但对人的生命和生长发育十分重要，是人体必需的一种微量元素。

人体一旦缺乏锌，会直接影响身体的生长发育和组织再生，尤其会影响儿童的生长发育，会导致儿童发育迟缓、个子矮小、瘦弱、头发稀疏等，甚至会累及全身的各个系统。

其他微量元素

除了铁、碘、锌外，还有铜、硒、铬等微量元素都会参与到机体的各项生理活动中。一旦摄入不足或体内比例失调，就会以疾病的形式显现出来。

微量元素的缺乏还会拖累减肥速度。

如果你苦苦减肥却收效不佳，很可能就是缺乏了某种微量元素。比如身体缺铁，会导致身体细胞无法获得足够的氧气，从而减缓机体的代谢速度；缺硒会使皮肤在减肥的状态下变得衰老、松弛等。

了解完这些，会不会让你对它们刮目相看？不要犹豫，科学补充微量元素不仅对身体有益，还会令你的减肥之路更加轻松！

补得越早，瘦得越快

我奶奶以前经常说，别看身体对微量元素的需要量少就不重视，但也不能太过重视，补充微量元素的关键在于适量、合理。这是因为微量元素在人体内并非多多益善，供给不足会造成缺乏，补充过多也会引起中毒。

也就是说，每种微量元素在人体内都有个安全的含量范围，能维持最佳组织浓度和功能，一旦摄入的量超出安全范围，每种微量元素都会表现出其特有的毒性反应。

另一方面，微量元素在人体内的代谢吸收过程十分复杂。有些元素之间存在着拮抗作用，而有些元素之间则存在着协同作用。例如，大量补锌会造成铜的缺乏；大量补钙也会影响锌、铁的吸收等。

因此，你不能因为担心自己缺乏微量元素或微量元素摄入不足，就通过各种方式乱补，比如喝营养补充剂、只吃含某种微量元素多的食物等。

在合理范围内补充微量元素才对健康有益，切忌贪多！

怎么补铁最科学

铁元素有一个特别之处，就是一旦被机体吸收，就能在体内被反复利用，所以我们日常对铁的需求量并不多，一般健康青少年每天需摄入16~25 mg，成年男性需15 mg；女性因为特殊的生理特点，每天需20~35 mg才能满足体内需要。

虽然人体对铁的需求量不大，但铁缺乏却非常普遍。因为铁是一种很"矫情"的元素，它不愿主动被人体吸收。有研究证明，食物中所含的铁元素最高吸收率仅有10%，吸收率一般都在10%以下。也就是说，你通过食物摄入了150 mg铁，但身体最多只能吸收15 mg。

那么，怎么才能让身体多吸收点儿铁呢？

最安全有效的方式就是日常多吃些富含铁的食物，如动物肝脏、动物血、瘦肉、蛋黄、牡蛎、大豆、芝麻酱、黑木耳和绿叶蔬菜等。

另外我们还可以想办法使食物中的铁元素变为容易吸收的形式。

在这里，我把奶奶以前提出的一个方法分享给大家。

由于维生素C能促进铁的吸收，我们就可以在吃含铁食物的同时，再吃些富含维生素C的食物，比如我们常吃的熘肝尖就是一道非常好的补铁菜，其中的猪肝含铁丰富，配菜时加上青椒，青椒中含有丰富的维生素C，两者搭配，就能使猪肝中的铁被人体大量吸收了。

当然，如果缺铁比较严重的话，光靠食补就不够了，要及时到医院请医生给予药物治疗，再辅以食疗。双管齐下，效果才明显。

怎么补锌最科学

根据中国营养学会建议，健康成人每天需摄入的锌为11.5~15 mg，儿童为7 mg左右，孕妇要多些，在20 mg左右。

食补同样是主要的补锌方式，一般动物性食物中的锌含量较高，且利于吸收，比如海产品中的贝类、红色肉类、动物肝脏、干酪等都是锌的极好来源。

我比较爱吃牡蛎肉，奶奶以前就常说，牡蛎肉特别补锌，每100 g中含锌量可达10 mg，称得上是"含锌食物冠军"了。

另外，在干果类、谷类胚芽和麦麸中也富含锌，大家只要在日常膳食中有意识地吃一些，就能满足身体所需。

最后还有一点要提醒大家：植物性食物含锌少，且难以被吸收和利用。这是因为植物性食物中含有较多的植酸，能与锌结合成难溶性的植酸盐，阻碍人体对锌的吸收。如果我们把谷物发酵一下，其中的植酸就会被破坏，锌也会变得更容易吸收，所以建议大家多吃些发酵食物。

怎么补碘最科学

人体对碘的需求量很少，健康成人每天摄入120 μg就够了，孕妇和哺乳期女性应摄入200~230 μg，儿童的摄入量为85~120 μg。

虽然这个"微克"很难把握，但日常生活中富含碘的食物非常多，尤其各种海产品中都含有丰富的碘，像海带、紫菜、海鱼等，经常吃一些，摄入的碘就够用了。

如果不常吃海产品，市面上出售的含碘盐就是最方便有效的防治碘缺乏病的补碘食品。

正常情况下，只要我们在平时的膳食中使用含碘盐即可满足身体所需，并不需要额外补充。一旦补充过量，反而会导致高碘性甲状腺肿。

怎么补铜最科学

健康成人每天摄入2 mg的铜就能满足身体需要。

一般说来，铜含量最高的是牡蛎和鱼类，其次是坚果、谷物、除坚果外的

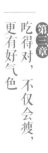
其他种子、豆类、家禽、蔬菜、水果、动物肝肾。只要保持均衡的膳食，身体一般不会出现由单纯性铜缺乏或过剩引起的疾病。

另外，因糠麸和胚芽含铜较多，平时可以多吃全麦食物，少吃精制面粉，避免面粉在精制的过程中损失大量的微量元素。

怎么补硒最科学

人体对硒的需求量大约是每天50 μg。

一般来讲，动物肝、肾和海产品及肉类为硒的良好来源，而蔬菜、水果中硒含量较低。不过，现在由于食物过度加工及土壤使用过度等原因，食物中的硒含量正在逐渐减少。

如果条件允许，可以购买一些市面上出售的带有"富硒"字样的商品，如"富硒米""富硒茶"等。同时，多吃富含维生素A、维生素C和维生素E的食物也能促进人体对食物中硒的吸收。

怎么补铬最科学

人体对铬的需求量较少，每天摄入50 μg左右即可维持铬元素的动态平衡。

铬在食物中广泛存在，各种海产品如海鱼，以及粗粮、杂粮中都含有较丰富的铬，所以我一直建议大家多吃粗粮、杂粮，少吃精米精面。

另外，高糖食物和精加工食物会加快人体中铬的排泄，我们需要管好自己的嘴巴，少吃甜食和精加工食物，多吃天然食物，这是永远不变的健康法则，也是保持好身材的不二法门。

日常食物中铁、硒、锌的含量分别见表3-1、表3-2、表3-3。

表3-1 日常食物中铁的含量（mg/100 g可食部计）

食物名称	含铁量	食物名称	含铁量	食物名称	含铁量
猪　血	8.7	太仓肉松	8.2	黄豆（大豆）	8.2
猪　肝	22.6	鸭血（公麻鸭）	31.5	青　豆	8.2
猪胆肝	181.3	鸭肝（母麻鸭）	50.1	豌　豆	5.1
猪肉（瘦）	3.0	火鸡肝	20.7	菠　菜	2.9
牛　肾	9.4	河　蚌	26.6	蘑菇（干）	51.3
咖喱牛肉干	18.3	蛏　子	33.6	黄蘑（干）	22.5
鸡　血	25	豆腐干（小香干）	23.3	冬菇（干）	10.5
鸡　肝	12	腐　竹	16.5	芝麻（黑）	22.7
鹅　肝	23.1	扁　豆	19.2	黑木耳（干）	97.4

表3-2 日常食物中硒的含量（μg/100 g可食部计）

食物名称	含硒量	食物名称	含硒量
牛　肾	70.25	海　蟹	82.65
羊　肾	58.9	牡蛎（海蛎子）	86.30
猪肉（前肘）	32.48	虾　米	75.40
猪肝（卤煮）	28.70	虾　皮	74.43
羊　肝	17.68	河　蟹	56.72
羊　血	15.68	黄鱼（大黄花鱼）	42.57
猪小排	11.05	泥　鳅	35.30
鲑鱼子酱（马哈鱼）	203.07	鲈　鱼	33.06
海参（干）	150	鲤　鱼	15.38
墨鱼（干）	104.40	鱿鱼（水浸）	13.65

表3-3　日常食物中锌的含量（mg/100 g可食部计）

食物名称	含锌量	食物名称	含锌量
生　蚝	71.20	牛肉（前腱）	7.61
牡蛎（海砺子）	9.39	猪　肝	5.78
明　虾	3.59	火鸡腿	9.26
鲑鱼子酱（马哈鱼）	2.69	鸭肝（母麻鸭）	6.91
贻贝（干）	6.71	山核桃（熟）	12.59
鲈　鱼	2.89	南瓜子（炒白瓜子）	7.12
海　米	3.82	葵花子（生）	6.03
河　蟹	3.68	杏仁（大）	4.06
墨鱼（干）	10.02	腰　果	4.30
猪胆肝	11.25	奶酪（干酪）	6.97
猪　肝	5.78	芝麻（黑）	6.13
香　肠	7.61	小麦胚粉	23.40

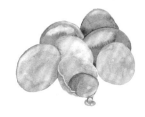

04 食物五花八门，生活充满七彩阳光

减肥≠减重

对于正在减肥的人来说，每天最开心的事情莫过于看到体重秤上的数字比昨天又小了一些；如果恰恰相反，一整天的好心情立马跌落谷底。

为了让愉快的心情持续，有人想出了自欺欺人的办法，即先上厕所再上称，这样往往体重就会轻一些。然而，这能代表你真的瘦了吗？

当然不是，虽然上厕所后身体的重量减轻了，但整体的脂肪含量并没有减少，这里的数字减轻也不过是种障眼法罢了。

同样的道理，很多人所认为的减肥就是体重数字的下降。把自己饿几天，看见体重秤上的数字变小了，就是减肥成功了。

其实，这里混淆了两个概念：减肥和减重。减肥并不等于减重。

真正的减肥，要减的是身体里的脂肪，降低脂肪在身体中的比例，让它达到合理范围，而不是减水分，更不是减肌肉。

如果混淆了两者的概念，只是想尽办法使体重降到理想中的数值，就会很容易采取错误的减肥方法。有人选择节食，靠抑制食欲减少身体对能量的摄入；有人选择吃减肥药，通过清理体内的废物来达到减重的效果等。

采用这些方法，即使在短时间内可以达到减重的效果，却都背离了减肥的初衷，不仅会严重危害身体健康，而且非常容易反弹。

归根到底，减肥没有捷径，建立科学、合理的膳食结构才是维持完美身材的最佳途径，还没有任何副作用。

摄入对了，体重才对

近年来，随着一些正确减脂理念的普及，越来越多的人开始抛弃单纯节食的减肥方法，转而追求更健康、更科学的瘦身技巧，这无疑是一种观念上的进步。

我们在前面提到减肥要多吃蛋白质，尤其是在运动减肥期间，一定要保证蛋白质摄入。蛋白质作为我们日常需要的三大产能营养素之一，也是减脂期重要的营养物质，关于它的好处数不胜数，但如何吃、怎么吃却大有学问。

有人可能会感到疑惑：这有什么难的，缺啥补啥不就行了，怕胖就多吃鸡胸肉、三文鱼，蔬菜沙拉里加上牛油果，再买上一大桶蛋白粉，这样总不会再缺蛋白质了吧。

然而，吃下去是不是就等于被吸收，这个问题的答案并不是确定的。

究其原因，食物中蛋白质的营养价值不仅取决于食物中蛋白质的含量，还取决于食物中蛋白质的消化率，以及食物蛋白质中必需氨基酸的含量和相互之间的比例。

简单来说，如果我们想判断某种食物中蛋白质的营养价值高不高，除了要看蛋白质含量，更要关注蛋白质中的氨基酸。

虽然我们在生活中经常听到这两个名词，但这两者到底是什么关系，很多人可能并不了解。

从定义上来讲，氨基酸是蛋白质的基本构成单位。也就是说，各种蛋白质都是由氨基酸组成的，蛋白质的功能与它们的组分氨基酸有关。

从种类上来说，人体内共有20种氨基酸，其中有12种是我们的机体可以自行合成的，叫做非必需氨基酸。还有剩下的8种，机体不能自行合成或合成的量不足，因而必须从外界吸收，我们把这8种氨基酸叫做必需氨基酸。所以，与其说我们的身体需要蛋白质，不如说是需要蛋白质中的氨基酸，尤其是8种必需氨基酸。

某种食物蛋白质的营养价值高不高，主要看的也是这8种必需氨基酸含量是不是充足、比例是不是合理。

当我们从食物中摄取蛋白质时，食物蛋白质中所含必需氨基酸的种类、含量及相互比例与人体内的蛋白质越相似，其营养价值就越高，这种蛋白质才能更好地被我们吸收。否则，补充再多，人体吸收不了也是白白浪费，反而会增加发胖风险，得不偿失。

动物蛋白VS植物蛋白

在日常膳食中，我们不仅可以摄取动物蛋白，也可以从植物性食物中摄取植物蛋白，两者在营养成分上不分高下，是互补的关系。

如果非要比较，根据上面的判定标准，这两种蛋白质中，哪种氨基酸的组成比例更合理、更符合人体需要呢？

一般说来，动物蛋白所含的必需氨基酸从组成和比例方面来说都更合乎人体的需要，而植物性食物除大豆外，其所含的蛋白质就要相对差些。所以说，动物蛋白的营养价值整体要高于植物蛋白，如果你光吃素，不吃肉、蛋、奶等，一般很难满足身体的营养需要。因此，即使是在减肥期间，也不能完全只吃素食。

蛋白质吸收定律

在各类食物中，如果按照人体对蛋白质的吸收率来排序，排名第一的依然是富含人体必需氨基酸的动物性食物；紧随其后的是植物性食物中的大豆及豆制品，其中的蛋白质也属于优质蛋白；而杂豆和坚果类食物，只有跟谷类食物搭配，才能为人体提供一定量的优质蛋白。

有些人可能要惊呼："为什么动物性食物和豆制品中的蛋白质能被人体直接吸收，而杂豆、坚果中的就要与谷类食物搭配后才行？那我以前吃的岂不是白吃了？"

这就不得不提到两个规律，一个叫限制氨基酸规律，一个叫蛋白质互补规律。

限制氨基酸规律

所谓"限制氨基酸"，就是食物蛋白质中一种或几种含量相对较低，会导致其他必需氨基酸在体内不能被充分利用，造成这种蛋白质营养价值较低的必需氨基酸。

比如在小麦中就缺少三种人体必需氨基酸，分别为赖氨酸、苏氨酸和缬氨酸，这三种氨基酸就是小麦的限制氨基酸。

这就要求我们在吃小麦类食物时，最好与其他富含这三种氨基酸的食物搭配着吃，比如前面提到过的杂豆和坚果，正好富含这三种氨基酸。把它们搭配起来，才能促进其中蛋白质的充分吸收。否则，不管吃多少小麦，都不能完全吸收到其中的蛋白质。

蛋白质互补规律

在自然界，没有任何一种单一的食物能够完全满足人体的营养需要。

由于各种蛋白质中必需氨基酸的余缺情况不同，只有把几种氨基酸构成不平衡的蛋白质按一定比例进行科学搭配，才能让各种氨基酸取长补短，使之构成比较平衡，从而提高食物中蛋白质的营养价值。

比如，很多北方人习惯把玉米面、黄豆面等混合在一起，和面做成窝窝头等。这是一个充满生活智慧的做法，因为玉米蛋白质中缺乏赖氨酸和色氨酸，而黄豆蛋白质中正好富含这两种氨基酸，将两者混合食用，黄豆中的氨基酸就弥补了玉米中的不足，提高了人体对蛋白质的吸收。

像我们熟悉的素什锦、八宝粥等，都是蛋白质互补的典型例子，做出的膳食又好看又有营养。

膳食安排"三原则"

提起在减肥期间补充蛋白质，排在人们食物清单上的前三名一定是鸡胸肉、鸡蛋白和三文鱼。这三种食物之所以脱颖而出，最大的优势便是其兼具控制脂肪作用与含有高质量蛋白质，简单来说，就是既有营养又不易导致发胖。

然而，如果每天只从这三种食物中获取蛋白质，也不属于正确的营养减脂方法，且与营养学上讲究的饮食均衡和饮食多样化原则背道而驰。毕竟我们吃的是食物，不是单纯的营养素，只有在饮食整体均衡的情况下，才能使减脂效果最大化。

不过，道理是一回事，实际去做又是另一回事。

很多人在制作营养减脂餐的过程中最容易出现的一个问题就是半途而废。

每到做饭的时候，就会上演以下情景小剧场：

——脑子说："营养太重要了，我要健康减肥，健康饮食！"

——手说："不，太难了，我还是叫外卖或吃泡面吧……"

每天计算营养、搭配饮食，还要考虑什么互补规律，确实有些让人头大。为了让这一程序更加一目了然，我想跟大家分享一下我奶奶李瑞芬教授提出的膳食安排"三原则"。大家在平时准备膳食的过程中，只要按照这三个原则进行，不仅能尽量保证各类食物中的蛋白质充分发挥互补作用，还能提高食物的营养价值，既健康又不发胖。

NO.1　膳食中的食物种类越多越好

一日三餐尽可能做到食物多样化，提倡杂食。

这样做不仅能提高食欲，最重要的是能让食物蛋白质中的各种氨基酸充分互补，提高蛋白质的营养价值。

NO.2　摄取食物的种属越远越好

什么是食物种属呢？

简单来说就是不同类的食物，比如动物性食物与植物性食物就是两个完全不同的种属。

比如，可以将谷物（米、面、豆等）、畜禽（猪、牛、羊、鸡、鸭、鹅等）、水产（鱼、虾、贝等）、蛋、奶、蔬菜（根、茎、叶、花、瓜、果等）、菌藻类等食物，搭配组合、混合食用。

将动物性食物与植物性食物搭配在一起，就比单纯地在动物性食物与动物性食物之间，或植物性食物与植物性食物之间搭配组合，更利于提高蛋白质的营养价值。

NO.3　不同种类食物的进食时间越近越好

在进食的时候，最好能同时吃多种不同种类的食物。比如吃完肉马上吃点蔬菜，而不是中午一顿全吃肉，晚上又去吃一顿全素。

因为人体所需氨基酸只有同时或在较近的时间到达肝脏才更容易构成人体需要的蛋白质。如果不同种类食物的进食时间相隔太远，就会造成摄入的氨基酸不平衡、种类不齐全，结果是只有适量的部分组成了人体的组织蛋白，而"配不上对"的多余氨基酸就只能作为热量消耗掉了。

因此，要想在保持身材的同时还能拥有好气色，膳食中一定要有荤有素、粗细搭配、粮菜兼食、粮豆混合，让食物百花齐放，生活才会充满七彩阳光。

常吃动物性食物和植物性食物中蛋白质的含量见表3-4、表3-5。

表3-4　常吃动物性食物中蛋白质的含量（g/100 g可食部计）

食物名称	蛋白质含量	食物名称	蛋白质含量	食物名称	蛋白质含量	食物名称	蛋白质含量
猪肉里脊	20.2	牛肉里脊	22.2	鸡胸脯肉	19.4	鸡　蛋	13.3
猪后臀尖	14.6	牛后腿	20.9	鸡　腿	16.0	大黄鱼	17.7
猪后肘	17.0	牛后腱	20.1	鸡　肝	16.6	带　鱼	17.7
猪前肘	17.3	酱牛肉	31.4	鸡　翅	17.4	鲤　鱼	17.6
猪小排	16.7	牛蹄筋	34.1	鸭胸脯肉	15.0	鲢　鱼	17.8
猪奶脯	7.7	牛　肚	14.5	鸭　掌	26.9	海　虾	16.8
猪肘棒	16.5	羊肉里脊	20.5	兔　肉	19.7	海　蟹	13.8
猪　肝	19.3	羊后腿	21.3	牛　奶	3.0	虾　皮	30.7
猪肾（腰子）	15.4	羊前腿	18.6	酸　奶	2.5	海　米	43.7

表3-5　常吃植物性食物中蛋白质的含量（g/100 g可食部计）

食物名称	蛋白质含量	食物名称	蛋白质含量	食物名称	蛋白质含量	食物名称	蛋白质含量
标准小麦粉	11.2	北豆腐	12.2	炒松子	14.1	豇豆（长）	2.7
富强小麦粉	10.3	豆腐丝	21.5	腰　果	17.3	菠　菜	2.6
大　米	8.0	熏豆腐干	15.8	莲　子	17.2	油　菜	1.8
小　米	9.0	腐　竹	44.6	黑芝麻	19.1	大白菜	1.4
大　麦	10.2	炒西瓜子	32.7	干香菇	20.0	小萝卜缨	1.6
玉米面（黄）	8.1	生花生仁	24.8	黑木耳	12.1	茄子（圆）	1.6
玉米糁（黄）	7.9	炒葵花子	22.6	干海带	1.8	小青尖椒	1.4
黄　豆	35.0	炒榛子	30.5	干紫菜	26.7	苦　瓜	1.0
红小豆	20.2	核　桃	14.9	西蓝花	4.1	山　药	1.9
绿　豆	21.6	炒杏仁	25.7	黄豆芽	4.5	红富士苹果	0.7

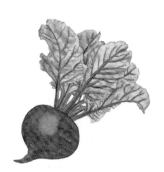

05 减出超强免疫力，健康活力自然来

补充宏量元素，减出超强免疫力

理想的减脂状态：体重越来越轻，体态越来越优美，精力越来越充沛，以前腰酸腿痛的小毛病都消失了，整个人仿佛年轻了十岁！

现实的减脂状态：体重忽上忽下，皮肤变得松弛，严重脱发，精神萎靡不振，做什么都没有热情，还因为免疫力降低，三天两头去医院报到。

减掉体内的多余脂肪，使身体恢复正常体态原本是一件对健康有益的好事，但这样做的前提一定是采取了正确的减脂方法。如果你完全不顾营养比例、断崖式节食、盲目运动，那么，你首先降下来的不是体重，而是你的免疫力。

为了避免这一误区，我们应该如何搭配膳食才能健康与美丽兼得呢？

首先问大家一个问题：你们会在平时的食物中额外补充维生素和宏量元素吗？

我想，记得每天补充维生素的人一定不在少数，但特意补充宏量元素的人大概寥寥无几。

曾有一位医生朋友告诉我，现在100个人当中大概有60个都在补充维生素，但人们对宏量元素的认识和重视程度似乎远不如对维生素。举个例子，我们可以顺口说出很多有关维生素的营养知识，但提起宏量元素，却极少有人能说出它们的具体名称，更别说具体作用和补充方法了。

然而，不认识不代表不重要。实际上，那些跟我们擦肩而过的宏量元素才是帮我们的身体"充电"、修复受损细胞、保卫我们免疫系统的小卫士，尤其

是在减脂期间，可以让我们每天精力充沛、身体倍棒。

毕竟我们追求的是健康活力的自然美，而不是当体弱多病的林黛玉，不然，一个个瘦得像"美人灯"，风吹吹就坏了，又有什么趣儿呢？

钙磷搭配，骨骼不累

我们之前提过，矿物质包括宏量元素和微量元素。宏量元素中最主要的就是钙，也是我们最熟悉的。除此之外还有磷、镁、钠、钾等，它们对身体的作用同样不可或缺。

很多人对磷不了解，其实，它与钙一样，都是构成人体骨骼、牙齿和神经组织的重要材料。它在人体中的含量为600~700 g，约为体内矿物质总量的四分之一，约占健康成人体重的1%。

作为工作搭档，磷和钙的关系非常要好，钙在体内的利用情况亦能影响磷的吸收率。

奶奶以前常说"钙磷搭配，骨骼不累"。我们每天从食物中吸收的钙、磷量其实是不相上下的，甚至磷还要更多，只有身体对钙和磷都吸收充足了，两者均衡搭配，才能构成强劲的牙齿和强健的骨骼。

除了跟钙彼此搭配外，磷还有很多功效，如促进体内能量的转换，调节人体的酸碱平衡，帮助葡萄糖、蛋白质、脂肪的代谢和吸收，传达神经活动、维持肾脏健康等。一旦缺乏，就容易出现发育缓慢、身体虚弱等症状，甚至发生佝偻病。

根据中国营养学会建议，健康成人每天的磷摄入量应为720 mg，青少年为640~710 mg。由于我国居民的膳食特点之一就是高磷低钙，只要一日三餐均衡饮食，一般无须担心磷摄入不足。

不过还有一点要特别注意，这也是以前奶奶经常提醒我们的：人体在缺钙时往往也容易缺磷，所以我们在日常补钙的同时，也要适当增加些富含磷的食物，如奶类、瘦肉、蛋黄、海参、虾皮、花生、紫菜、芝麻及坚果类食物等。保证钙磷吸收平衡，身体才会更健康。

有"镁"才能更强壮

在机体所含众多金属离子中，镁的含量仅次于钙和钾，但在宏量元素中，它的含量却相对最低。一个正常成人体内的镁含量只有20~28 g，而且其中的60%~65%都存在于我们的骨骼和牙齿中。

虽然镁的含量很低，但它却有许多极为重要的功能，不仅是多种酶的催化剂，还在能量和物质代谢中担任重要角色。

比如，镁能维护骨骼生长，参与骨形成和骨再建，还能增强神经肌肉兴奋性，保护心血管，参与糖类、脂类、蛋白质代谢的调节等，一旦身体缺少镁元素，人就会变得容易疲劳，出现眩晕、易激动、焦虑、抑郁等状况。

除此以外，一些高血压、心肌梗死患者往往都伴有严重的缺镁症状，使得体内升血压物质的作用增强，出现胸闷、血压升高、心跳加快等不适症状。因此，镁也是维护心脏、血管健康，预防心脏病发作的一种重要物质。

根据中国营养学会建议，健康成人每天应摄入330 mg镁，孕妇和哺乳期女性适当增加到370 mg，儿童适当减少。

在各种食物中，绿色蔬菜的含镁量是最高的，尤其是一些深绿色蔬菜，如菠菜、苋菜、韭菜、香菜等都含有丰富的镁。另外小米、燕麦、荞麦、糙米、大豆、蘑菇、木耳、海带、黑芝麻、海米、紫菜中的镁含量也相对较高，大家的餐桌上一定不能少了这些食物的身影哦！

饮食中的镁相当丰富，只要膳食平衡、多样，身体基本就不会有缺镁的困扰了。

轻盐少钠，身体康安

我们每天都要吃的食盐，就是人体中钠的主要来源。

根据中国人的膳食习惯，很多人吃饭比较"口重"。因此，我国普遍存在食盐摄入过量的现象，每人每天平均摄入的盐多达13.5 g。这就导致在正常情况下，我们的身体一般是不缺钠的，相反，还要注意限制钠的摄入量。

中国营养学会建议，健康成人每天钠元素的摄入量为1.5 mg，儿童和老人要适当减少。把这个数字换算成食盐，一个健康成人每天摄入的食盐不应超过6 g，相当于一个去掉胶圈的酒瓶盖所装的量。

钠元素摄入超标的直接后果是会增加罹患高血压的风险。

研究显示：食盐量越高，人群收缩压、舒张压水平越高。

与每日食盐摄入量小于6 g的人相比，每日食盐摄入量大于等于12 g的人患高血压的风险会比前者增高14%；每日食盐摄入量大于等于18 g的人患高血压的风险会增高27%。

尤其对原发性高血压患者来说，限盐是一种简便、有效的防治措施；在烹调时，合理调味是保证食物健康的基本原则之一。

另外，在日常生活中，我们经常吃的酱菜、火腿、香肠、味精、酱油等都是含钠丰富的食物，但往往被我们忽视，需要加以注意。如果食谱中有这些食物，应该注意钠摄入量的问题。

最后，虽然一般纯饮食性缺钠是不易发生的，但不代表永远不会缺乏。在一些特殊情况下，如禁食、少食、膳食中钠限制过严，或在短时间内大量出汗，又喝了大量的淡水后，也可能导致钠流失严重，造成低钠血症。低钠血症最明显的症状就是肌肉软弱无力、疲乏、嗜睡等，需要引起警惕。

生活中常见的高钠食物见表3-6。

表3-6　生活中常见的高钠食物（mg/100 g可食部计）

食物名称	含钠量	食物名称	含钠量
八宝菜	2843.2	酱油（平均）	5757
酱甘露	2839	熏　醋	444
辣萝卜条	2650.9	腐乳（红）	3091
榨　菜	4252.6	糟豆腐乳	7410
精　盐	39 311	味　精	8160

钾钠协调，疾病不找

各宏量元素中，除了钙和磷关系不错，钠与钾也是一对好兄弟。

作为细胞内最重要的离子之一，钾的工作非常繁忙。比如，要参与体内糖类和蛋白质的代谢；要维持肌肉和神经的敏感度，让我们的肌肉和神经处于正常的兴奋状态；还要与钠元素互相协调，维持人体内的水和电解质平衡等。

如果你摄入过量的钠，超过与钾的正常比例，就会导致机体缺钾；同样，如果摄入钾过量，钠元素也会失去工作的动力。

一般来说，钾跟钠的摄入比例维持在2∶1时，两者的协调性是最好的。也就是说，每摄入4 g钾，同时摄入2 g克钠，这时两者发挥的生理功能最强大。

根据中国营养学会建议，健康成人每天钾元素的适宜摄入量为2 g，孕妇和哺乳期女性可增加到2.5 g，14~18岁的青少年为2.2 g，婴幼儿适当减少。

钾元素最好的来源就是新鲜的蔬果，如菠菜、蕨菜、苋菜、韭菜、蒜苗、豌豆、蘑菇等，还有香蕉、柑橘、苹果等水果中也含有丰富的钾。一些爱健身的人，在运动后习惯吃根香蕉，就是因为运动流汗后会消耗很多钾，吃根香蕉能及时补充身体消耗，达到补充体力的目的。

只要我们平时注意多吃些以上食物，保持合理的饮食，身体一般不会缺钾。

总体来说，我们身体中的每一种宏量元素都有不可替代的重要意义，只要平时做到合理搭配膳食，补足这些元素并不难，健康自然也是水到渠成，即使在减肥期间，也不用担心因为免疫力下降而生病了。

06 赶走皱纹与色斑，让肤色亮起来

瘦下来一定会变漂亮吗

在所有胖美人逆袭的剧本里，都有这样一个经典桥段：一个无人问津的"丑小鸭"，在经历了艰苦卓绝、惨绝人寰的地狱式减肥之后，摇身一变成了光彩夺目的大美人，让所有看轻过她的人都大跌眼镜。

这样的桥段看多了，人们便在心里形成了一个默认的法则：一个人只要瘦下来，颜值就会蹭蹭上涨，这也成为很多人坚持瘦身的终极动力。

然而，这一定律却不是对每一个人都奏效。很多人在瘦身成功以后却猛然发现，自己非但没有从"丑小鸭"变成"白天鹅"，反而出现了另外的困扰：皮肤变得黯淡无光、松弛下垂，与"瘦下来就变美"的愿望背道而驰。

是否有什么办法可以使我们的肌肤重新焕发光彩，实现美丽逆袭的目标呢？

不要着急，在介绍这位大名鼎鼎的"肌肤救星"之前，先给大家讲一个故事：

13世纪时，以罗马教皇为首的西欧人对东部地中海沿岸的国家发动了侵略战争。在行军过程中，很多士兵患上了一种怪病，得上这种病的人，刚开始会牙龈出血、鼻子出血、牙齿松动，有一点外伤就很难治愈，之后身体变得越来越虚弱，直至死亡。

因为这种病的典型症状就是体表被轻轻一碰就会出现出血性紫癜，所以被称为"坏血病"。

后来，随着医学的发展，人们逐渐发现有些食物可以防治坏血病。1747年，苏格兰一位医生还专门用新鲜的蔬果来治疗患坏血病的水手，结果发现柑橘和柠檬使病情好转得最快。

现在我们知道，之所以这两种水果见效更快，是因为它们的维生素C含量特别丰富，而维生素C就具有抗坏血病的功效。从此以后，维生素C就有了一个响亮的新名字，叫"抗坏血酸"了。

低调的"皮肤守护神"

虽然有着无数闪耀的过去与勋章，但随着那段历史的尘封，维生素C也跌落神坛。如今，人们提起它的名字，最先联想到的词变成了"美白"。

这确实是维生素C的一个神奇之处：维生素C是维护皮肤健康、保护皮肤免受伤害所需的重要营养素之一，又被誉为"经典的天然美白元素"，在很多美白护肤品中都能看见它的身影。

如果你认为它对皮肤的作用只有这一种，那就太小看它了。

·抗氧化作用：维生素C具有很强的抗氧化性，与其他抗氧化剂一起完成清除自由基的工作，可防止维生素A、维生素E氧化，在机体生理氧化还原过程中发挥着重要作用，是机体新陈代谢不可缺少的物质，可以防止皮肤过早老化。

·产生胶原蛋白：摄入充足的维生素C能够促进人体肌肤再生，并参与胶原蛋白的合成，让皮肤更有弹性。

·促进伤口愈合：维生素C可以促进细胞间质的生成，维持牙齿、骨骼、血管、肌肉的正常功能，对保持血管壁的正常弹性也极为重要。

·减少皱纹和色斑：众所周知，如果皮肤长期暴露在阳光之下，很容易晒伤受损，而维生素C的抗氧化作用和抗炎作用有助于修复受损的皮肤组织，减少因日晒引起的皮肤炎症和晒斑。

除此之外，维生素C对身体的益处还有很多，如可以促进人体对铁元素的吸收，是治疗贫血症的辅助药物。有研究证实，每餐食物中多摄入50~100 mg的维生素C，就能让身体对植物性食物中的铁吸收率增加2~3倍。

维生素C可以增强机体抵抗力，有抗病毒、抗感染、抗癌症和解毒的作用。维生素C还能增加抗体的形成，提高白细胞的吞噬作用，提高免疫力，防止感染。

如今，虽然人们早已脱离了坏血病的噩梦，但维生素C的工作却没有结束，它依然在维持人体健康方面做着巨大的贡献。

维生素C保卫战

从中世纪走到今天，维生素C这样一个身经百战的"大人物"按理说应该有一个特别强大的内心才对。

然而，恰恰相反，生活中的它偏偏是一个任性而脆弱的小家伙，特别"娇气"，很容易从人体内流失。虽然它是所有维生素中人体每天需要量最多的，但想要捕获它却没那么容易。

在所有维生素当中，维生素C是最易受到破坏的。它易溶于水，很容易在烹调过程中流失，还怕光、怕热，怕氧化作用的破坏，遇热和碱均能遭到不同程度的损失。

所以，人体要吸收维生素C就比较困难。有时我们明明吃了一大堆富含维生素C的食物，结果却可能并没有摄入多少。加上维生素C不能在人体内储存，很容易被排出体外，这就要求我们必须每天进行补充，这样才能保证身体内有足量的水溶性维生素C，以满足机体的需要。

那我们是不是对它一点办法也没有呢？

当然不是，掌握了正确的方法，我们一样能摄入足量的维生素C。

水果保卫战

水果和蔬菜中的维生素C含量最为丰富，尤其是色彩斑斓的水果和绿黄色蔬菜，比如鲜枣、柑橘、柠檬、草莓、猕猴桃、柚子、橙子，以及小白菜、花菜、菠菜、卷心菜、芥菜、苦瓜、青椒、西红柿、豌豆等。

如果你在吃这些食物时，把水果榨汁、加热，或对蔬菜进行焯水、长时间高温炖、炒等，都会使其中的维生素C大量流失。

现在很多人喜欢自己榨果汁，但在这个过程中，高速旋转的刀片会破坏掉水果中的细胞，又把所有物质混合在一起，令水果中的维生素C与空气或其他细胞中的氧化酶相遇并发生作用，导致维生素C大量流失。当你折腾了一番，最后喝下果汁的时候，其中的维生素C含量已是微乎其微了。

因此，为了防止维生素C被破坏，我们在吃水果时，最好洗净后直接吃，不要榨汁。

另外，果皮中的维生素C含量要比果肉多2~5倍。从这一点上讲，我主张大家在吃一些不是必须去皮的水果时尽量不去皮，比如苹果、梨、葡萄等，洗净后连果皮一起吃掉最好。

蔬菜保卫战

在处理新鲜蔬菜时，尽量不要长时间清洗和浸泡，并且一定要先洗干净后再切，不要先切再洗。

这样做是为了避免蔬菜中的维生素C通过切口溶于水中，白白流失。

另外，能生吃的蔬菜，尽量不要加热，如西红柿、黄瓜等。如果非要烹饪的话，尽量通过急火快炒或勾芡等方式降低维生素C的损失。在炒豆芽、土豆丝时，可以加少许醋，除了能提鲜外，还能保护其中的维生素C。

拒绝"捧杀"，安全补充

对于大部分的动植物而言，获取维生素C的通道十分便利，利用葡萄糖即可自行合成维生素C，但人类并不具备这种功能。人体自身不能合成维生素C，必须依赖食物的供给。

不过，补充维生素C并非越多越好。

根据中国营养学会推荐，我国成年居民每日维生素C的推荐摄入量为100 mg，孕妇要在此基础上增加15 mg，哺乳期女性则要增加50 mg；婴幼儿和青少年应适当减少摄入量，一般婴幼儿每天摄入40~50 mg就够了，青少年摄入量在50~100 mg。

虽然市场上有各种功效的保健品，但补充维生素C最安全有效的方法仍然是从天然新鲜的蔬果中摄取，不仅更易为人体吸收利用，而且绝对安全。

比如鲜枣，每100 g鲜枣果肉中就含有250 mg的维生素C。100 g鲜枣有多少呢？根据大小不同，为5~8颗。也就是说，你每天吃5~8颗鲜枣就能为身体提供250 mg的维生素C了。

再比如，100 g新鲜菠菜（相当于我们单手握住一把的量）中含有维生素C约60 mg；100 g新鲜彩椒（相当于女性的一个拳头大小）中含有维生素C 70 mg。

虽然焯水或烹饪后会使其中的维生素C损失一部分，但总体来说，只要我们平时注意多摄取新鲜的水果和蔬菜，通过一日三餐完全可以满足身体对维生素C的需求。

维生素C在被吸收时还有一种独特的个性，要提醒大家注意一下。

人体在摄入维生素C时，并不是摄入得越多，吸收得就越多。当摄入30~50 mg维生素C时，人体对它的吸收率是100%；当摄入90 mg以上时，吸收率就会下降到80%；以此类推，摄入得越多，人体对它的吸收率就越低。如果摄入量超过1000 mg，多余的维生素C反而会损伤身体，引起腹泻、腹痛等，长期摄入过量还容易导致结石。

因此，如果你想通过服用制剂来补充维生素C，必须在医生指导下服用。如果你是从新鲜蔬果中摄取的话，根据不安全摄入量折算出来的食物量，即使你是个"大胃王"，也完全不必担心摄入会超标。

常见富含维生素C的食物见表3-7。

表3-7 常见富含维生素C的食物（mg/100 g可食部计）

食物名称	维生素C含量	食物名称	维生素C含量
野苋菜	153	枣（鲜）	243
辣椒（小，红）	144	沙 棘	204
豌豆苗	67	猕猴桃	62
油菜薹	65	红果（山里红）	53
菜 花	61	草 莓	47
苦 瓜	56	桂 圆	43
西蓝花	51	荔 枝	41
萝卜缨（小萝卜）	51	金 橘	35
藕（莲藕）	44	橙	33
圆白菜	40	柿 子	30
蒜 苗	35	柑 橘	28
菠 菜	32	葡 萄	25
洋 葱	22	柠 檬	22
西红柿	19	杏 仁	26
绿豆芽	6	栗子（鲜）	24
刺 梨	2585	猪 肝	20
酸 枣	900	鸭 肝	18

大师餐单

李瑞芬推荐的高纤维饮食餐单

早餐：小白菜炒豆腐100 g、牛奶紫薯羹80 g、烤肉肠70 g。

上午加餐：炒蚕豆50 g。

午餐：香菇炖鸡200 g、紫米饭100 g、番茄黄豆鱼丸汤150 g。

下午加餐：香蕉1根。

晚餐：素烧茄子100 g、蒜苗炒肉片150 g、红薯粥150 g。

总热量：1530 kcal。

点评：选用的豆腐、鸡肉等都含有丰富的优质蛋白质，并且它们的种属相隔较远，利于蛋白质互补，可进一步提高蛋白质的营养价值。

李瑞芬推荐的补铁膳食搭配

早餐：红枣莲子羹150 g、煎蛋1个、炝腐竹黄瓜100 g。

上午加餐：猕猴桃1个。

午餐：川式毛血旺200 g、蛋炒饭150 g、莴笋炒木耳150 g。

下午加餐：草莓汁150 mL。

晚餐：红烧牛肉80 g、菠菜面100 g、酸辣鸡血豆腐汤100 g。

总热量：1421 kcal。

点评：这份食谱中有含铁丰富的食物，如牛肉、鸡血、红枣、鸡蛋，同时还搭配含维生素C丰富的水果，大大提高了铁的吸收率。

李瑞芬推荐的补锌膳食搭配

早餐：二米粥100 g、小笼包4个、炒口蘑75 g。

上午加餐：蒸蛋羹150 g。

午餐：清蒸牡蛎150 g、鲜贝冬瓜汤150 g、海带丝胡萝卜焖饭100 g。

下午加餐：鲜核桃50 g。

晚上加餐：板栗焖鸡腿200 g、素包子1个、银耳羹100 g。

总热量：1559 kcal。

点评：贝类、菌类含锌元素最多，搭配肉类食品，补锌效果更好。

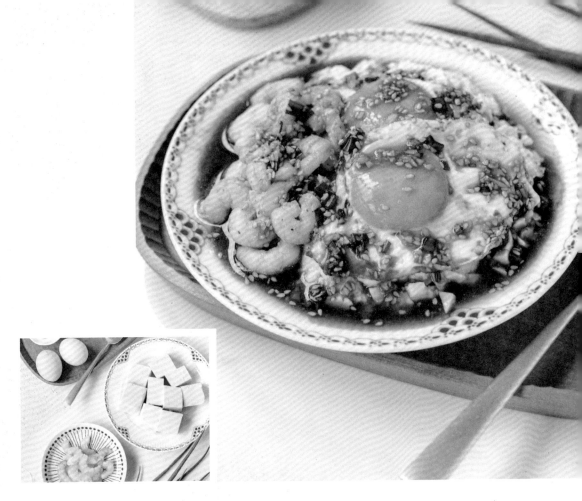

【菜谱】低碳低脂高蛋白饮食: 太阳蛋虾尾烩饭

食材：老豆腐350 g、虾仁50 g、无油煎蛋100 g。

酱汁：酱油1勺（5 g）、耗油1勺（10 g）、醋半勺（3 g）、蒜蓉5 g、白芝麻1勺（2 g），葱花2 g，加适量水调匀。

总热量：295 kcal。

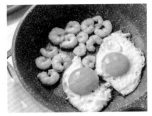 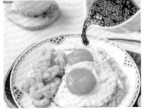

🍴 **制作过程：**

① 老豆腐切小块水煮去腥，舀出后捣碎并滤掉多余水分装盘。

② 无油煎蛋2个，盖在豆腐上。

③ 虾仁用料酒和胡椒、盐去腥味，双面煎熟，装盘。

④ 酱汁混合淋上，撒上葱花，拌一拌开吃。

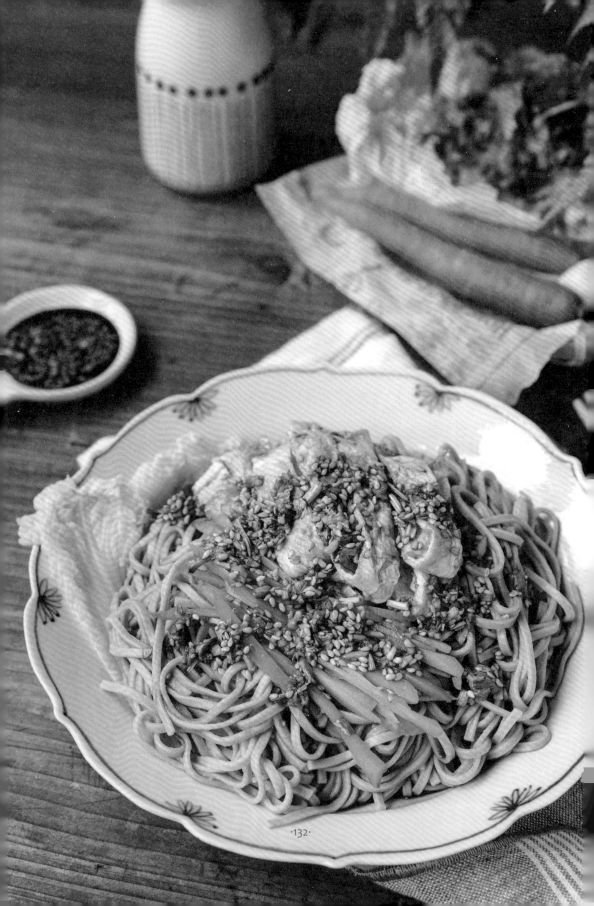

【菜谱】无油无糖好膳食：什锦荞麦冷面

食材：荞麦面75 g、娃娃菜50 g、胡萝卜丝30 g、鸡蛋1个60 g。

酱汁：酱油2勺（10 g）、醋4勺（12 g）、蒜蓉5 g、白芝麻2 g、香菜5 g、葱花5 g、盐适量，加适量水调匀。

总热量：237 kcal。

制作过程：

荞麦面煮熟捞出过冷水，加入焯水的娃娃菜、胡萝卜丝和煎熟的鸡蛋皮，加入酱汁拌匀完成。

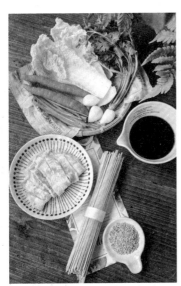
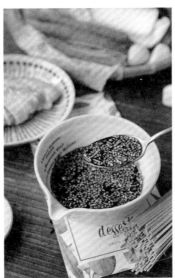
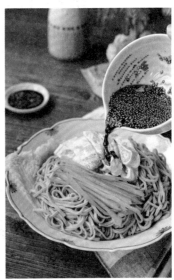

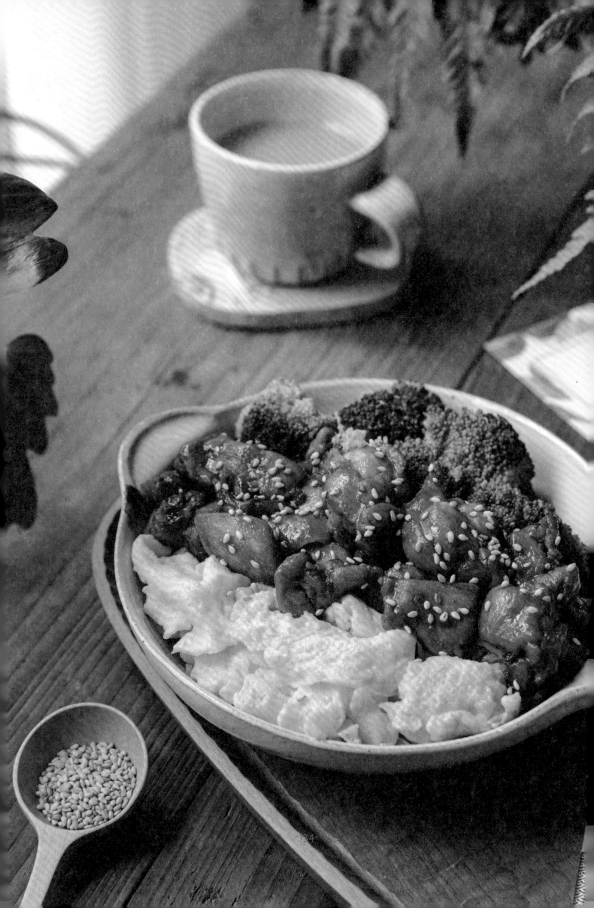

【菜谱】轻体三色鸡肉杂粮饭

食材：鸡腿150 g、杂粮饭75 g、西蓝花50 g、鸡蛋2个。

酱汁：生抽2勺（10 g）、料酒1勺（5 g）、耗油1勺（5 g）、蜂蜜1勺（5 g）、老抽1勺（5 g）、蒜蓉5 g，加适量水搅匀。

总热量：347 kcal。

🍴 制作过程：

① 杂粮饭煮熟。

② 鸡腿去骨切块，加生抽、黑胡椒、料酒、蚝油腌制30 min。

③ 调酱汁。

④ 鸡蛋加少许盐和牛奶打散，炒成滑蛋盛出备用。

⑤ 西蓝花炒熟盛出备用。

⑥ 鸡腿肉炒至变色后，倒入酱汁煮至浓稠收汁。

⑦ 碗里放入半碗杂粮饭，将食材摆盘。剩余酱汁不要浪费，淋在鸡肉上，撒点白芝麻装饰。

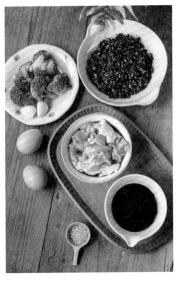
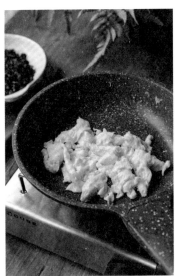
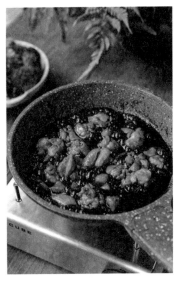

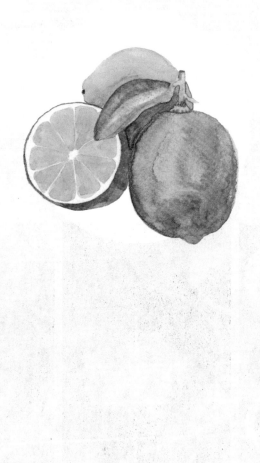

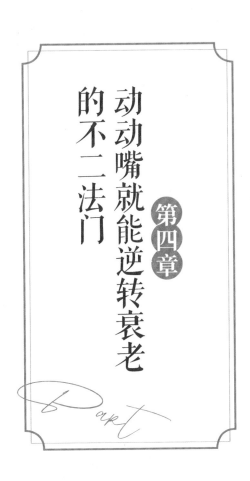

第四章

动动嘴就能逆转衰老
的不二法门

Part

01 提高消化与吸收，拥有娇嫩年轻的好皮肤

为什么她们怎么吃也吃不胖

你有没有见过这样一类人：她们大口吃肉、生冷不忌，从来不节食，体重却不过百。如果你问她们保持身材的秘诀，除了会收到一个无奈的眼神之外，还会听到一句她们的常用说辞："我就是吸收/肠胃不好啊，怎么吃都吃不胖。"

也许世界就是这么不公平，她们能尽情享受美味还不会有发胖的烦恼，自己却喝口凉水都长肉！每当看到这类"天赋异禀"的幸运儿，还在为身材烦恼的人总是会发出这样的感慨，并在心里暗自思索：我要是消化不好该多好啊，怎么样才能让自己吸收不好呢？

如果你也曾有这样的想法，请立刻收起你羡慕的目光。因为，在你羡慕的外表之下，还有你看不到的真相。

如果一个人按70年寿命计算，他一生中摄取的食物（包括动物类食物、植物类食物、饮水等）约70 t。这一重量约为人体体重的1000倍。而将食物消化，吸收其中的各种营养素，并将不能被消化吸收的残渣排出体外的工作就是由消化系统来完成的。

人体内的众多系统中只有消化系统是两端和外界直接相通的。消化道就像一个综合性的原料加工厂，通过对食物原料进行加工处理，把它们转变成可被人体细胞直接利用的能源物质和各种"最基本的营养成分组件"。

如果一个人的消化系统出了问题，就无法从食物中获得足够的营养。食物消化不了，吸收能力差，不仅会出现肠道蠕动快、肠鸣音亢进、食欲不振、腹

部疼痛、打嗝等症状，严重者还会引起胃胀、胃痛等，长期如此，就会造成免疫力低下，营养不良。

对于消化吸收不好的人来说，虽然没有了减肥的烦恼，但随之而来的烦恼与痛苦却一个不少，人不但没有因此而美丽，还会因营养摄入不足，使脸色看上去苍白、发灰，反而成了不健康的代言人。

食物的消化与吸收之旅

为什么我们饿了会不舒服，吃多后同样会不舒服？为什么有的人怎么吃都不胖？我们吃下去的食物是怎么在身体内被消化的呢？

一般来说，在食物所含有的人体必需营养成分中，水、矿物质和维生素由消化道壁直接吸收，而糖类、脂类、蛋白质等结构复杂的大分子物质不能直接被人体吸收和利用。它们必须在消化道中经过物理和化学变化，成为结构简单的易溶于水的小分子物质才能被人体吸收。这种在消化道内将食物由大变小，进行化学分解，成为可以吸收的物质的过程，称为食物的消化。

接下来，就让我们踏着食物的足迹去看一看我们的消化系统平时是如何工作的吧！

第一站：口腔

食物进入人体的第一步就是进入口腔，在口腔内经充分咀嚼后再进入体内，开始它们的消化和吸收之旅。

虽然食物的消化过程是从口腔开始的，但是消化的准备工作在食物还没有进入口腔以前就已经开始了。

当我们看到食物、嗅到食物的香味时，口腔里就会有大量的唾液分泌出来，食物进入口腔，经过牙齿咀嚼和舌头的搅拌作用，被切碎、磨细，并与唾液混合，形成食物团，完成初步的消化。食物的色、香、味诱发的食欲又会引起肠胃的蠕动，调动其他腺体分泌胃液、肠液、胰液和胆汁，为迎接食物进入肠胃进一步做好消化准备。

第二站：胃

食物在口腔内被充分咀嚼并被磨碎后，会通过咽、食道进入胃里。

食物进入后，先与胃中的胃液混合，胃再通过蠕动把这些食物研磨成黏稠的粥状物，形成食糜，便于消化酶发挥作用。在这个过程中，胃会对食物中的蛋白质进行初步的消化。

但是，大部分食物和营养素在胃里不能被直接消化和吸收，胃会把自己不能消化的东西推向十二指肠。

通常混合食物在胃中的停留时间为4~5个小时。不过，这一时间会受到食物种类的影响，其中脂肪对胃运动的抑制作用最为明显，因此，如果我们吃的东西太油腻，就会感到食物滞留胃中，产生"难以消化"的感觉。

第三站：小肠

十二指肠是我们小肠的一部分，食物进入十二指肠后，会在这里与从肝脏来的胆汁和从胰腺来的消化液进行混合，然后开始消化，并且一边消化一边往下走，再进入小肠。

在小肠内酶的作用下，食物又被分解成能被身体吸收的小分子物质。这个过程就像你从一整串珍珠项链上一颗颗地往下撸珠子一样，直到整条项链上的珠子全被撸完，食物也就完全被分解为葡萄糖、脂肪酸、氨基酸等能被人体吸收的营养物质了。

截至这一步，食物在消化道中的分解过程就是消化，而当食物被消化成结构简单的小分子物质后，这些物质再经消化道黏膜进入血液，被送往身体的各个部位去发挥作用，这个过程才是吸收。

食物在小肠中推进的速度很慢，为食物的充分消化和吸收创造了条件。

最终，这些物质透过肠壁被机体吸收利用，它们或作为能源，或作为"最基本的营养成分组件"被送到体内各组织，在细胞内被重新转化成人体需要的物质。

最终站：大肠

食物被消化吸收后，剩下的废弃物质怎么办呢？

大肠是消化道的最后肠段。当食物中的营养成分被吸收利用后，剩下的食物渣滓就会进入大肠。

大肠本身没有消化作用，除了水分之外，它也不负担吸收任务。大肠的主要工作就是吸收水分，使食物残渣逐渐由流体状态变成半固体状态，形成粪便，再经肛门排出体外。

至此，整个食物及其营养素在人体内的消化吸收之旅就完全结束了。

如此调理，天天吃也瘦得快

通过了解消化系统的日常，我们可以看到，食物从进入口腔到其中的营养素被身体吸收，参与身体的能量代谢，简直就像是在发挥粉身碎骨的精神一样，历经消化吸收多种"磨练"，最终成为维护我们健康的卫士。

为了不辜负食物的"牺牲"，我们可以在平时养成一些科学的膳食习惯，不仅能很好地保护消化系统，也可以利用身体消化吸收的特性，避免摄入过多热量，达到瘦身目的。

三餐定时定量，尽量做到少食多餐

有些人由于工作原因或者减肥，经常饥一顿饱一顿。然而，一日三餐不规律，会使肠胃处于过饿或过饱状态，容易出现功能性紊乱，引发消化不良、胃痛胃胀等问题。所以，日常三餐尽量做到定时定量。

早餐：一般在7:00—8:00吃比较合适，保持七八分饱，最好是富含碳水化合物的食物和肉类、蛋、奶、蔬菜等一起搭配食用。

午餐：最好在11:00—13:00吃，并且要细嚼慢咽，不要用"秒杀"的方式吃，也不要边工作边吃。因为人体在消化食物时需要充足的血液，如果你的注意力集中在别的地方，身体的血液就会流向大脑，使得分配到消化系统的血液减少，就会影响食欲或出现消化不良。

晚餐：一般在6:30—7:00吃比较合适，可以选择清淡、易消化的食物，吃到七分饱即可。

夜宵：如果夜间不工作的话，尽量不要吃夜宵。否则吃完就上床休息，会让你的消化系统连夜加班，肯定会影响睡眠，还会造成发胖。

除此之外，对于有瘦身需求的人，少食多餐也是个不错的选择：减少三餐的进食量，在两餐之间适当吃些点心、水果等，可以减少食物对肠胃的压力，给身体充足的时间来消化食物、吸收营养。

尤其是肠胃功能较弱的人，每天吃5~6餐，每餐定量，可以让你的胃里一直存有少量食物，用来中和胃内过多的胃酸，这对恢复肠胃功能很有帮助。

调整进餐顺序

要想消化吸收好，进餐顺序也是有讲究的。

我建议大家吃饭的时候可以先喝汤，这会让你的整个消化器官都活跃起来，做好消化的准备。

接下来吃主食，但主食也有先后顺序，比较科学的进餐顺序是青菜—饭—肉类。

因为人在空腹时最有食欲，如果一上来就吃饭和肉，很容易一下子就吃多，结果摄入过量的蛋白质、脂肪和碳水化合物。相反，如果先吃蔬菜，肠胃中有了要消化的食物，就会降低你对主食、脂肪的欲望，不知不觉间达到均衡膳食、控制热量的目的。

吃完主食半小时后再吃水果。这时，肠胃有了多余的精力，对水果中营养素的吸收也会更全面。

"饭后百步走"的保养误区

如今，越来越多的人开始关注健康饮食，也很注意平时该如何吃、吃什么，但很少有人去关心这些食物吃下去以后的事情。还有人认为，反正饭已经吃到肚子里，让肠胃慢慢去消化就行。

殊不知，你在饭后的一些行为，同样会影响食物的消化吸收。

比如有人为了消耗吃下去的热量，吃完饭立刻出去散步，这虽然会让人在心理上产生"运动"的感觉，却对健康无益。

由于此时刚吃完饭，食物都集中在胃里，需要大量的血液和消化液来消化，而人在散步时，体内的血液会跑到四肢，就会使胃肠的供血量相应减少，影响食物的消化吸收。所以，吃完饭最好休息半小时到一小时再出去散步。

　　还有人喜欢饭后喝汤或马上喝水，这也是错误做法。因为这种行为会稀释胃液，使胃里食物还没来得及完全消化就进入小肠，削弱了胃的消化能力，容易得胃病。

　　至于茶水、汽水、饮料等，就更不适合在饭后马上喝了，可以在饭后一小时后再喝。这点也要特别注意哦！

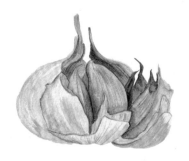

02 食用富含抗氧化剂的食物

变瘦了，也变老了？

在很多人的观念里，不止成名要趁早，连减肥都要趁早。我曾经见过好几个年龄稍长的朋友，明明身体已经超重，却迟迟下不定决心减肥，就是担心减肥会加速衰老。

她们的担心也可以理解。根据中国的传统审美，丰满、圆圆的脸颊总是被冠以"有福气"的美誉，看上去也会更年轻。生活中这样的例子也随处可见，有些人减肥之前还是一个胖胖的年轻人，减肥之后，身上的脂肪减少，皮肤松弛，确实会比之前显得老一点。

这种情况真的是减肥导致的吗？我们不妨从导致衰老的原因中来寻找答案。

衰老是一个多因素的复杂生物学过程，关于衰老的机理人类至今尚未完全明了。

从古到今，为了破解人类的衰老之谜，国内外许多学者对衰老机理进行了长时间的探索，并提出了上百种关于衰老的假说和学说，其中比较成熟的主要有以下几种理论。

代谢变化学说

这一学说认为，机体的变老主要是由与年龄有关的代谢改变导致的，其中主要是蛋白质的代谢。

为了维持人体的正常生理机能，人体细胞中的蛋白质在不断地分解与合成。随着年龄的增长，体内核酸的浓度下降，核酸与蛋白复合物结构改变，如果蛋白质在合成过程中出现突变，就会引起细胞性能的改变及老化。同时，年龄增长后，与代谢有关的多种酶活性下降，细胞营养受限，也会导致细胞衰老。人体的各项机能也就不可避免地开始走下坡路了。

自由基学说

这一学说是建立在现代分子生物学基础上的衰老学说，也是目前较为流行的一种说法。

自由基学说认为，生物体在其代谢过程中，体内进行的氧化还原过程会产生自由基（含奇数电子的分子、原子或离子）。自由基性质十分活泼，在体内很不稳定，有很强的氧化作用，一不小心就会和体内的蛋白质、脂肪等发生反应，生成蛋白质、脂肪等物质的氧化物或过氧化物，从而使其失去原来的功能，对机体产生损害导致衰老。

比如，自由基会使细胞膜上的不饱和脂肪酸产生过氧化脂质，而过氧化脂质是脂褐素的主要来源。当脂褐素沉积在心肌或脑组织内，可影响心脑功能；沉积在皮下就会成为老年斑。就像铁长时间暴露在空气中会发生氧化反应一样，人类的衰老也可以看作人体"氧化"的过程。只不过铁发生氧化反应会生锈，而人却会长出令人烦恼的皱纹和褐斑。

基因学说

这一学说认为，生命完全由遗传性既定的程序决定，就像钟表一样准确地运行。人寿命的长短取决于生长发育速度和成熟期终结的时间。

然而，人类的生命周期与植物不同，不会像后者一样不管世事如何变幻，都遵循严格的四季更替规律。

相反，人的生命会受到多种因素的影响。据科学家研究发现，遗传因素对人的健康影响只占20%，除了遗传因素外，自然、社会、科技的发展及人们自身生活方式等因素，也会在很大程度上影响人的寿命。

由此看来，导致人体衰老的原因没有一个是"变瘦了"。可是为什么有些人减肥成功之后，看上去会变老了呢？

通常情况下是因为他们采取了错误的减重方式，比如因过分节食导致减重速度过快。虽然减掉了大量脂肪，但也损失了宝贵的肌肉，皮肤接连失去了肌肉和脂肪的支撑，变得松弛难看也在情理之中。

因此，如果你也有类似的顾虑，大可不必。只要采取正确的减脂方法，合理膳食加适当运动，瘦下来之后的你一定可以找回最好的身体状态，甚至可以延缓衰老的到来。

隐藏在植物中的天然抗氧化剂

"惟草木之零落兮，恐美人之迟暮。"

在人们追求美丽的道路上，有两个最大的障碍物，一个是"胖"，另一个就是"老"。

如果说第一个障碍还能通过减重来实现，第二个就是无法逾越的鸿沟了。

人的一生，如果没有什么意外，都要经历生老病死，这是连小孩子都知道的道理。就像一朵花由盛到衰，树叶由绿到黄，谁都无法违抗这一自然规律。

通过研究人类衰老的真相，不管是细胞衰老说还是基因遗传说，似乎都向我们传递了一个信息：衰老是写在我们命运中的必然，任何人都无法阻止。然而，自由基学说给人类留下了一扇希望之窗。

如果我们能及时清除体内的自由基，是不是就能减缓"氧化"的速度，从而达到延缓衰老的目的呢?

通过减少体内过氧化物的产生，拖住衰老来临的脚步。事实证明，这确实是抵抗衰老的最有效方法之一。

只不过人体内新陈代谢过程中产生的自由基从来不会自己消失，而是需要抗氧化物质来帮忙消除。比如，人体中的超氧化物歧化酶、过氧化氢酶和谷胱甘肽过氧化酶等，都是战斗力超强的抗氧化能手，可以消除体内代谢产生的自由基。

除此以外，植物性食物中也含有大量的天然抗氧化剂，如我们熟知的维生素E和维生素C，以及抗氧化能力强过维生素E100倍的番茄红素等营养素，都可以使机体细胞免受自由基的损害。

据最新科学研究证实，这些具有抗氧化作用的营养素对抑制肿瘤细胞的增殖也有重要作用。因此，含有丰富植物生物活性物质的植物性食物，如各种新鲜的蔬菜水果等，在健康食谱中应该占有重要的位置，一定要经常食用哦！

五颜六色的抗老食材

我们前面讲过，植物性食物中除了含有多种营养素之外，还含有许多对健康有益的物质，尤其是其独有的植物生物活性物质，也被称为植物抗氧化剂。它们对维护人体健康、调节人体机能状态、预防慢性疾病起着重要的，甚至药物都不能达到的作用。

然而，植物性食物的种类那么多，哪些食物的抗氧化能力最强，抗衰老最有效果呢？

我给大家推荐一个简单的判断方法：由于这些植物生物活性物质有着自身特有的颜色，如红、黄、紫、绿、白等，只要记住几种颜色，就能轻松识别出来。

NO.1 橙黄色——β-胡萝卜素

在所有的植物生物活性物质中，最重要的莫过于类胡萝卜素。

这里所说的类胡萝卜素，不是一种单一的营养素，而是一大类有机化合物的总称，其中包括β-胡萝卜素、番茄红素、叶黄素、玉米黄素等。

β-胡萝卜素即维生素A原，大量存在于黄色、红色、橙色的蔬菜和水果中。

它在被摄入人体后，可以转化成有生物活性的维生素A，参与人体代谢，具有很强的抗氧化性，可降低患心血管疾病的风险，还有抗癌功效。

NO.2 红色——番茄红素

除了β-胡萝卜素，在类胡萝卜素中还有一位重要成员，就是番茄红素。

番茄红素最突出的生理特性同样是具有很强的抗氧化能力。其首先在西红柿中被发现，故得名为番茄红素。

它的抗氧化能力有多强呢?

据相关科学研究发现,番茄红素的抗氧化和淬灭自由基的能力,大大高于已知的抗氧化剂维生素E,甚至比维生素E高出100倍之多,可谓战斗力超群。

除此以外,番茄红素还能够降低血脂,消除老年斑,对人体生殖系统的良性增生性疾病(如男性的前列腺肥大和女性乳腺增生等)也有很好的抑制作用,对人体健康的意义非同一般。

作为当今被世界各国营养专家研究最多的天然抗氧化剂,番茄红素普遍存在于红色和橘黄色的植物当中,西红柿、西瓜是番茄红素含量最多的食物。

尤其是西红柿,绝对是名副其实的养颜佳品:生吃,可以得到丰富的维生素C;熟吃,菜肴中增加油脂,可以使西红柿中的番茄红素释出,增加机体对它的吸收,非常值得推荐。

NO.3　黄色——叶黄素

叶黄素也是类胡萝卜素中的关键一员。科学家研究发现,叶黄素对改善老年人视网膜黄斑的退行性变有着重要作用。

老年人的视力减退,很大一部分是由视网膜黄斑退行性变造成的,而叶黄素、玉米黄素等正是视网膜黄斑需要的营养素。给老年人补充叶黄素、玉米黄素,能有效防止老年人视力减退。

叶黄素、玉米黄素等呈现的是黄色,它们是植物性食物中的重要抗氧化成分。人们日常膳食中的叶黄素多存于叶类蔬菜之中。目前,人们已经开始从叶黄素含量丰富的万寿菊中提取叶黄素、玉米黄素等纯品,以作为食品添加剂等使用。

NO.4　紫色——花青素

花青素是一种强有力的抗氧化剂,能够保护人体免受自由基的损害。

很多植物性食物中都含有花青素,尤其在深红色、紫色或蓝色的蔬菜、水果(比如紫葡萄、蓝莓、樱桃、茄子、紫薯、紫甘蓝、草莓、桑葚等)中花青素含量最丰富。

以上这些色彩鲜艳的植物性食物,不仅看上去赏心悦目,也能让我们的容颜如花般鲜艳明媚，冻龄保鲜。

在日常生活中，我们通过对食物色彩的选择和搭配就能帮助身体补充能量，及时清除自由基，抵御自由基对细胞的破坏，延缓衰老。是不是非常简单又方便呢！

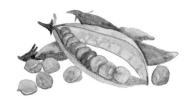

03 及时补充维生素，不花钱也能抗衰老

构筑身体的"马其诺防线"

几乎所有人都惧怕衰老的到来，即使是二三十岁的年轻人，也会羡慕18岁少年年轻的容颜。

衰老并不是一个只属于中老年人的词汇，更不会在未来的某处默默等候；相反，年龄分段是人为划分的，进入中老年却是一个渐进的生理过程，人体在成年之后就已经开始慢慢变老了。

这个过程一开始非常缓慢，我们几乎感觉不到它的存在，但慢慢地，随着皮肤的逐渐松弛、失去光彩和后移的发际线及肚子上悄悄积累起的脂肪，我们知晓了它的到来。然后，它的势力越来越壮大，身体内环境的平衡随着年龄的增加而逐渐被打破，机体的生理功能逐渐下降乃至最终丧失。

人们经常说，"时间是把杀猪刀"。确实，人体的衰老受限于生命固有的遗传基因，没有人能阻挡，但生命外环境的影响同样不容小觑，比如阳光对皮肤的暴晒、汽车尾气、不良生活习惯……都会加快这一进程。

幸运的是，数百万年的进化使人类拥有了抵抗时间的一道重要防线，其中包括抗氧化酶、各类维生素和硒等，不但可以形成强大的抗氧化机制，直接清除自由基，彼此之间还能互相配合。

比如，维生素E对细胞膜有特别的保护作用；维生素C可刺激身体产生额外的过氧化氢酶；维生素B_6可帮助身体制造谷胱甘肽等。在这场与时间的残酷战役中，庞大的维生素家族功不可没。

从A到K: 维持生命的守护神

生活中,我们总是说吃xx东西补充维生素,但维生素并不是一种单一的营养素,而是维持机体正常代谢所必需的一类低分子有机化合物的总称。

维生素在人体内不能自行合成或合成不足,必须由食物供给。它们不是构成机体组织的原料,也不提供热量,却在人体的物质代谢中起着其他营养素不能替代的重要作用,几乎任何一种维生素极度缺乏时,都会产生致命危险。

在这个庞大的家族里,目前被发现的成员有几十个之多,且个个天赋异禀。

不同的维生素功能各异,结构差异也很大。根据维生素的溶解性,可以将其分为脂溶性维生素和水溶性维生素两大类。前者包括维生素A、维生素E、维生素D和维生素K;后者则包括B族维生素和维生素C,以及许许多多的"类维生素"(胆碱、肌醇等)。

鉴于出场人物众多,为了避免大家"脸盲",我们先来简单了解两个抵抗初老的明星成员,不用花钱也能抗衰老。

维生素A: 食物吃出好皮肤

从排名上来说,维生素A属于脂溶性维生素里的大哥大。

顾名思义,脂溶性维生素就是能溶解在脂肪中的维生素。这类维生素最喜欢食物中的脂类,它们溶于脂肪或有机溶剂中,在食物中与脂类共存,主要储存于肝脏中,如摄入不足,就会缓慢出现缺乏症状。

除了大名之外,维生素A还有个别名,叫视黄醇。从这个名字我们大概就能猜到它应该与我们的视力发育有关。一旦缺乏维生素A,就容易导致暗适应缺乏或夜盲症。

什么叫暗适应呢? 大家可能都有过这种感觉:当我们从一个明亮的地方突然走到黑暗处后,短时间内眼前会一片漆黑,看不见东西。等过几分钟,眼睛适应了黑暗环境后,就能慢慢看清黑暗中的东西了,这个过程就叫"暗适应"。

如果一个人体内缺乏维生素A,就会造成他的暗适应能力减弱,在昏暗光线下看不清东西。一些老年人身体严重缺乏维生素A的话,还容易患夜盲症。

维生素A能促进我们体内组织蛋白质的合成,促进生长和骨骼发育。如果小朋友缺乏维生素A，他身体的肌肉和内脏器官就容易萎缩，出现体脂减少、发育迟缓、免疫力低下等现象，还容易感染其他疾病。

除此之外，维生素A还是一种强大的抗氧化剂，具有调节表皮及角质层新陈代谢的功效，不仅可以抗衰、去皱，还能减少皮脂溢出、淡化斑点，使皮肤水润有弹性。

最后一个功效是不是格外让人动心呢？

那么，如何才能不让身体缺乏维生素A呢？按照人们的惯常想法，肯定会说，多吃蔬菜和水果就好了。

我以前也认为多吃蔬菜和水果就能补充维生素，所以理所当然地认为补充维生素A也要多吃蔬菜和水果。后来奶奶告诉我，维生素A最好的食物来源其实是动物类食物，尤其是动物肝脏，如猪肝、鸡肝等。每100 g鸡肝所含的维生素A相当于人体一天需要量的23倍之多，你只需吃5 g鸡肝即可满足身体全天的需要。

这是什么概念呢？我们手掌心大的一块肉大约为50 g，5 g鸡肝也就相当于我们大拇指指甲的大小。另外，鱼肝油、奶类、禽蛋类、黄油中也富含维生素A。

这里我还要强调一下，植物性食物虽然不含维生素A，但有些植物中含有维生素A原，也就是β-胡萝卜素。黄玉米、小米、胡萝卜、南瓜、红心甜薯、豌豆苗、小白菜、空心菜，以及芒果、柿子等中就含有β-胡萝卜素。

β-胡萝卜素在进入人体后，会在酶的作用下转变为维生素A。这样来看，我原来的想法也不是完全错误，吃蔬菜和水果能补充维生素A，只不过要有选择地吃才行，要选择那些富含β-胡萝卜素的食物。

另外，不同的烹饪方法也会影响人体对维生素A的吸收。

一般的烹调方法如蒸、炒、拌等，都不会破坏掉食物中的维生素A和β-胡萝卜素，但高温油炸、不隔绝空气的条件下长时间脱水等，却会将其破坏。

所以，在吃富含维生素A或β-胡萝卜素的食物时，最好不要用高温油炸的方法烹饪哦。

常见含维生素A较丰富的食物见表4-1。

表4-1 常见含维生素A较丰富的食物（μg 维生素A当量/100 g可食部计）

食物名称	维生素A含量	食物名称	维生素A含量
猪 肝	4972	鸡蛋（红皮）	194
牛 肝	20 220	鸡蛋黄	438
羊 肝	20 972	鸭蛋黄	1980
鸡 肝	10 414	鸭 蛋	261
鸭肝（母麻鸭）	4675	鹅蛋黄	1977
鹅 肝	6100	鹌鹑蛋	377
河 蟹	389	鲮 鱼	125

维生素E：养发护发无分叉

作为大家熟悉的老朋友，维生素E最重要的生理功能就是它的抗氧化作用。

很多化妆品、保健品在打广告的时候，都喜欢以"富含维生素E"为卖点，连洗发水都将其作为自己的主要功效，宣称可以让头发柔顺光泽，恢复健康活力。这究竟是真是假呢？

虽然某些产品在措辞上吹捧得过于用力，但从理论上来讲，维生素E确实有上述功效。

维生素E属于脂溶性维生素，具有抗氧化作用，是一种天然的抗氧化剂。人体一旦缺乏维生素E，体内细胞就会失去保护，遭受自由基的攻击而受损、氧化。这时，人不但会出现皮肤干燥、头发分叉的症状，还会经常精神紧张、四肢乏力，总之就是特别没精神。

除此以外，维生素E对头发的保养也有诸多益处：

·防脱发：氧化应激是脱发风险因素中的核心因素，会导致头发变白和脱发。而维生素E的抗氧化特性可以有效减少头皮的氧化压力，改善脱发现象。

·增加光泽：维生素E有助于保护头发毛囊的脂层的再生，改善头发干枯分叉的现象。

·平衡油脂分泌：维生素E可以保护头皮，平衡油脂分泌，使头发健康生长。

与维生素A一样，维生素E虽然广泛地存在于绿色植物组织中，但含量较少。

在日常膳食中，要数植物油脂中的维生素E含量最高，如麦胚油、棉籽油、玉米油、花生油及芝麻油等，我们在平时烹调时，可以尽量选择这几类油脂。

另外，核桃、葵花子等坚果，以及豆类、谷类和多数深绿色蔬菜都含有丰富的维生素E。

健康成人每天对维生素E的需求量并不多，一般为10~100 mg。正常情况下，只要我们不挑食、不偏食，是不需要额外通过药物或保健品来补充维生素E的。

保健品不能代替自然食物

为了追求更快速的补充效果，有人可能会说，现在市面上各种维生素制剂这么多，我选几种就行了，很方便的，根本不用那么麻烦地通过膳食来补。

虽然说了很多次，我还是要郑重强调一点：保健品不能代替自然食物，用保健品和药品替代自然食物的做法不可取。

首先，保健品或一些维生素药物中所含的营养素是单一的，而自然食物中所含的营养成分很丰富，远非药物所能比。

比如，一个150 g的橘子里面所含的维生素C为20 mg左右，看起来不如一片维生素C药片的含量，但橘子中还含有人体所需的其他微量元素和膳食纤维等；苹果中的钾和铁元素含量也很高，对心脏有益。相对于人体来说，一片维生素药片无论怎样也达不到一个苹果的作用。

人体每天对每种维生素的需求是有一定量的，摄入不足固然不好，过量同样会给身体增加负担。

如果你通过医生诊断后，确定对某种维生素摄入严重不足，这时才要通过维生素制剂来补充，也最好在医生指导下服用。

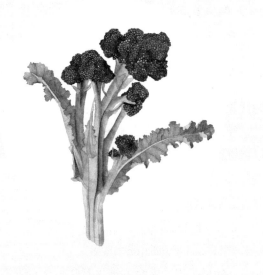

04 调理月经，卵巢也需要年轻态

"瘦"的代价

从古至今，人类都对长生不老、青春永驻有一种疯狂的渴求。尤其对于女人来说，美丽更是终其一生所要追寻的"事业"。

为了让自己看起来再纤瘦一些，再漂亮一些，很多人甚至愿意去忍受节食、抽脂，甚至整容的痛苦。然而，这种以伤害自己为前提的做法，却是一笔与魔鬼的交易，即使短暂获得满足，却后患无穷。

尤其对于女性来说，过度节食、过度减肥，一方面会导致体内的脂肪含量快速下降，造成体内脂肪比例过低，直接影响雌激素的分泌；另一方面，长期营养不足，缺乏蛋白质，也会造成垂体促性腺激素分泌不足，引发卵巢功能衰退。

很多女性之所以会在减肥期间出现月经失调、闭经甚至卵巢早衰等情况，就是身体向你发出的求救信号。

有人说：没关系，为了身材、为了美丽，我可以付出任何代价。

然而，真正的美到底是什么？

天然去雕饰，清水出芙蓉。

真正的美一定是源于自然，是一种生命能量的外在表现。

如果你真的想拥有一件可以储蓄美丽，令青春保鲜的"神器"，其实根本不用到外界去寻找，青春永驻的真正秘密就在你自身，也就是女人最宝贵的卵巢。

如果将卵巢比喻成一座花园，每一朵花就是卵巢内的卵泡。每个女人的

花园中，花朵的总数量只有400~500朵。随着时间的推移，这些花朵会逐渐衰败，一朵一朵地落下。

随着花园的逐渐荒芜，女性身上也被刻下了时间流逝的痕迹：脸上出现皱纹，失去美丽；情绪波动增加，失去温柔；思维变得迟钝，失去灵气；身体免疫力下降，失去活力；生育功能丧失，失去能量……每个女人都会经历这样的过程，千百年来，没有人能够逃脱这种宿命。

即使脸上的衰老可以用脂粉去掩盖，但卵巢的衰老却无法作假。即使花费巨资，仍然无法回到年轻时的光彩。

因此，对于女性朋友来说，卵巢不仅是维持青春健康的法宝，更是保障生育能力的生命之源，千万不能为了一时的执着，就让它成为减肥路上的牺牲品。只有在减脂的同时学会卵巢保养，才能获得一种健康的、由内而外的自然绽放。

保养卵巢的生活指南

对于卵巢来说，过度减肥并不是它要面对的唯一威胁。

生活中还有很多不良习惯会对它的健康产生不利影响，比如久坐不动、熬夜、长期精神压力过大、抑郁、不良情绪等。

平时也会有注重养生的朋友说，我知道卵巢很重要，所以我不光每周去美容院做卵巢保养，还会买各种精油自己按摩，这样总行了吧？

虽然她们的健康意识值得鼓励，但可惜的是，这种保养卵巢的方式不管从医学角度还是皮肤吸收角度来看都注定是徒劳无功的，充其量算是个心理安慰。与其去花冤枉钱，不如首先从饮食入手，牢记以下饮食原则，通过合理膳食使卵巢保持年轻状态。

原则一：远离刺激性食物

这里所说的远离刺激性食物，除了指不能吃辛辣食物之外，还指要减少酒精和烟草的摄入频率。尤其是在有妇科病的情况下，如果过多食用刺激性食物，不仅容易加重炎症，诱发盆腔炎，严重者还会波及卵巢。

另外，女性在月经期间，除了不要吃刺激性食物以外，也不要食用冷饮，以免引起月经不调、痛经等症状。

原则二：远离高热量食物

众所周知，摄入热量过剩，是导致人体肥胖的根源。而肥胖又会影响内分泌，可能会导致月经不调、经期延长、闭经等情况。因此，当你想吃甜食、油炸食物、高油脂食物之前，不妨好好考虑一下。

原则三：远离不当保健品

我们走在路上或者在电视广告上，经常可以看到很多以"补充雌激素"为卖点的保健品。虽然女性适当补充雌激素确实对延缓衰老有一定的作用，但前提是一定要在专业人员或医师的指导下进行。

如果自己盲目服用此类药品或保健品，不仅对身体无益，还可能会导致内分泌紊乱，使卵巢在激素的过度刺激下出现早衰和功能减退。

原则四：多吃富含维生素C、维生素E、叶酸的食物

有研究表明，每天摄入90 mg维生素C、30 mg维生素E，可以有效降低罹患卵巢癌的概率。此外，经常食用富含叶酸食物的女性，其发生卵巢癌的概率可比一般女性减少74%。

留住美丽，越吃越年轻

有人说，年轻是一种心境，每个年龄段都有各自不同的美好。话虽如此，当有一天发现皱纹爬过眼角，肌肤失去神采的时候，没有人能对此无动于衷。

为了让这一天再晚一点到来，不如就从最简单的几种食物开始吧！

黑　豆

在所有豆类中，黑豆的植物性雌激素含量是最高的，营养价值最丰富，因此被称为"万豆之王"。

用黑豆打成的豆浆，不仅口感好，也是一种非常安全的植物性雌激素补充

饮品，可以帮助女性补充雌激素，对子宫、卵巢的保护效果显著。

而且黑豆基本不含胆固醇，只含植物固醇，可以抑制人体吸收胆固醇，降低胆固醇在血液中的含量。常食黑豆，不仅能软化血管，还可以润泽皮肤、增加皮肤弹性，内外兼修。

百合、茯苓

这两种食材不光名字清新雅致，作用也不容小觑，其含有的丰富多糖类、生物碱类和蛋白质，可以帮助女性改善皮肤细胞的新陈代谢，提高机体的免疫力，还对卵巢早衰及各种并发症有明显的改善作用。

同时，它们还具有双向调节雌激素水平的本领，可以延缓女性衰老，缓解更年期症状，有效维护卵巢健康。

胡萝卜

作为家庭中的常见食材，胡萝卜不仅物美价廉，而且富含多种维生素，能够保养卵巢。有关研究显示，每周平均吃5次胡萝卜的女性患卵巢癌的概率可比少吃胡萝卜的女性降低50%左右。

荞　麦

与一般谷物相比，荞麦中的蛋白质、脂肪和各种膳食纤维含量更为丰富。荞麦包含18种氨基酸和9种脂肪酸，而且赖氨酸含量高而蛋氨酸含量低，可以促进卵巢发育，稳定卵巢功能。

荞麦中含有的烟酸能够促进机体新陈代谢，增强卵巢的解毒能力，预防卵巢肿瘤；膳食纤维可以促进脂肪、胆固醇的排出，减少体内某些激素的合成；叶绿素、芦丁成分能够降低血脂和胆固醇，促进卵巢的血液流通。

紫　菜

紫菜富含多种营养物质，其中丰富的碘元素可以帮助女性维持体内雌激素的平衡，调节身体血液的酸碱度，延缓卵巢的衰老。

不要小看食物中蕴藏着的巨大魔力，虽然只是膳食上一点小小的改变，却要比那些昂贵的化妆品来得更安全、更有效。

最后，还要提醒所有的女性朋友，卵巢保养是一件系统、长期的事情，除了进行饮食调理之外，还有以下几点要特别注意，比如定期检查、保持良好情绪、不要熬夜、戒烟戒酒，以及适当的体育锻炼等，这样才是卵巢保养的最佳方案哦！

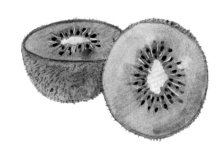

05 黄金营养素，养出大脑年轻态

过度节食与大脑耗能

很多人在减肥期间都有过这样的体验：注意力变得不集中，反应变慢，做过的事情一转眼就忘了，感觉脑子都变得笨笨的……不用怀疑，这可能并不是你的错觉。

大量研究证明，依靠过度节食减肥或膳食结构单一，身体从外界摄取的蛋白质、脂肪、维生素等营养元素也会随之减少，由于这些物质会直接或间接地参与大脑细胞的组成和组织代谢，一旦消失，就像掐断了大脑的能量之源，长此以往，就会使我们的大脑受到损害。

尤其在减肥期间不吃主食，身体碳水化合物摄入不足的情况下，很容易因大脑供氧不足出现思维混乱、记忆力下降、头晕眼花、注意力不集中等情况，甚至影响大脑的正常功能。

那么，如何才能将美丽与才华集于一身，在减脂的同时还能拥有最强大脑呢？这就不得不提到下一位出场选手：B族维生素。

如果把所有的维生素种类放在一起，搞一个"人气"排名，具有美容功效的维生素C、维生素E一定是争夺"人气王"的热门选手，而很少被人关注的B族维生素，恐怕在第一轮就会被淘汰下去。

毕竟，这样一个既没资本，又没观众缘的选手，总是一不小心就被忽视掉。然而，名气大小并不能与才华挂钩，B族维生素同样拥有其他维生素没有的闪光点。

如果我们把知名度最高的维生素C和维生素E比作一座房子的窗户和外

墙，人们一眼就能看到它们，那B族维生素就是房子的地基，虽然从外面看不到，却是支撑整个房子的根本所在。

作为最常规的一类维生素，B族维生素数量庞大，对维持人体正常机能与代谢活动有着不可或缺的作用。

除了有保护神经系统健康、增强机体免疫力、预防皮肤色素沉着、预防慢性疾病、促进代谢等基础能力外，B族维生素还有一个重要功能——维持大脑健康，是大脑的动力之源。

可以说，从合成神经递质到调节脑细胞的能量代谢，B族维生素复合物参与脑细胞的所有生理过程，缺乏B族维生素中任何一种，都会对人体的感觉和思维能力造成影响。

比如维生素B_3，也就是俗称的烟酸，可以参与DNA的合成和修复，在神经细胞间的信息传递中发挥重要作用，是脑细胞中的一种强大抗氧化剂，可以维持人体思维敏捷；再比如，缺乏叶酸（维生素B_9）可能会引起抑郁、阿尔茨海默病和精神分裂症；等等。

常言道，人老脑先衰。预防衰老，从拥有一个聪明强健的大脑开始！

B族维生素的主要家庭成员

与其他"单飞"的维生素不同，B族维生素可是个名副其实的大家族，家庭成员有十几个之多，其中主要成员有七个，包括维生素B_1、维生素B_2、维生素B_6、维生素B_{12}及烟酸、叶酸和泛酸（维生素B_5）。

虽然这些维生素同属一族，彼此之间也有很多共性，在人体内相互协同地发挥作用，但"龙生九子，各有不同"，每种维生素对人体的作用都是不一样的。下面我们就来分别认识一下。

维生素B_1（硫胺素）：精神的维生素

在我国的江西、安徽等地，曾流行过一种怪病，患者头痛、心慌、乏力、脚肿。一开始，医院都按脑炎治疗，毫无效果。后来经过调查，发现当地农民喜欢吃精白米，而精白米在加工过程中维生素B_1损失达60%以上。长期吃这种米就会导致体内维生素B_1缺乏，最后患上"脑型脚气病"。

这里要注意一下，虽然这种病症名字里有"脚气"二字，但它却是一种以神经系统症状为主的病症，跟我们平时理解的不是一回事儿。

究其根源，就是体内缺乏维生素B_1所致。因为维生素B_1可促进碳水化合物在体内的代谢，如果含量不足，人体能量代谢受到障碍，就会损伤大脑、神经和心脏。特别是我们的大脑，专选葡萄糖做燃料，维生素B_1就相当于人脑燃烧葡萄糖时的打火机。

因此，维生素B_1又被称为"精神的维生素"，有了它，可以帮助我们缓解焦虑情绪，维护神经系统的正常运作。

维生素B_2（核黄素）：皮肤的维生素

维生素B_2有个好听的名字，叫"皮肤的维生素"。从名字我们就能猜出来，身体一旦缺少它，肯定会表现出一些皮肤病症，其中最主要表现就是口腔组织和皮肤发炎，如出现口角炎、唇炎、舌炎、脂溢性皮炎等。

如果有人常患口腔溃疡，往往是维生素B_2缺乏的症状。医生通常会说："你吃这个药，再配上维生素B_2，能修复溃疡面，好得快！"这其实就说明了维生素B_2的功效。

维生素B_6（吡哆醇）：女性维生素

维生素B_6又名吡哆醇，包括吡哆醇、吡哆醛、吡哆胺三种化合物，它们之间很容易相互转化。

维生素B_6能参与身体的多种代谢，对维持人体血液、肌肉、神经、皮肤健康等都有重要作用。身体一旦缺乏，人就容易感觉精神紧张、爱发火，严重时还会出现贫血、动脉硬化等。

除此以外，维生素B_6还对女性生理疾病有一定的治疗效果，可以调节女性雌激素的分泌，促进皮质激素代谢，从而缓解女性月经前因激素分泌失调而产生的"经前紧张综合征"。它对女性在生理期的疼痛不适、妊娠期的指关节疼痛也有很好的缓解作用。对它冠以"女性维生素"之名，实至名归。

维生素B$_{12}$（钴胺素）：红色维生素

维生素B$_{12}$也叫"红色维生素"，是目前已知的、唯一含有金属元素钴的维生素。

之所以有这个名号，是因为它是人体内制造红细胞的催化剂。人体一旦缺少维生素B$_{12}$或机体吸收维生素B$_{12}$不好，就会引起恶性贫血和神经损害，出现精神忧郁、记忆力下降、四肢震颤等症状。

维生素B$_3$（烟酸）

烟酸又叫维生素PP，是人体需求量最多的一种B族维生素。它能维护消化系统的健康，还能安定神经、缓解压力。人体一旦缺乏烟酸，就会出现食欲不振、失眠、疲劳等症状，甚至可能会引发和加重偏头痛。

维生素B$_9$（叶酸）

叶酸大家应该不陌生吧?

尤其是女性，在备孕或怀孕期间，医生都会建议额外补充叶酸，因为叶酸有利于胎儿神经系统的发育，能预防一些神经系统发育畸形性的疾病。

不过，补充叶酸并不是孕妈的专利。据研究发现，叶酸的缺乏能使心血管疾病的发病率大大增高，足够的叶酸可以有效地降低心血管疾病发病的危险性。因此，不论男性还是女性，都应该注意叶酸的补充。

维生素B$_5$（泛酸）

泛酸在人体内能参与脂肪和糖类的代谢，为身体活动提供热量，还能维持大脑和神经的健康。人体一旦缺乏泛酸，就会出现手脚麻木、情绪不良、肠胃不适等症状，有时还会出现低血糖。

介绍完B族维生素中这几位主要成员，你是否对这个"宝藏家族"刮目相看了呢?

测一测：你容易缺乏B族维生素吗?

对照自己的日常膳食，你是否存在以下现象：

①不爱吃粗粮，总吃精米精面；

②做饭的时候，喜欢用煎、炸、煲的烹饪方法制作菜肴；

③经常吃甜食和油炸膨化食品；

④经常喝酒；

⑤压力很大，经常熬夜。

如果你平时生活不规律、饮食不健康，并且存在以上5种行为，那么，你体内缺乏B族维生素的概率要比其他人高出许多。

有效补充B族维生素的指南

如果把B族维生素看作一个足球队，其中的每位成员就相当于一个球员。要踢好一场球，必须有个完整的队伍上场，而且每个球员要各司其职、协同战斗。假如球员不足或仅个别球员上场，那是绝对踢不了的，补充B族维生素也是这个道理。

要补充B族维生素，最安全有效的方法就是通过摄入天然食物来补充。

每天至少摄入12种食物

B族维生素与维生素C一样，都属于水溶性维生素，在人体内滞留时间很短，一般只有几个小时，所以必须每天补充。

之所以用"必须"两个字，就是说只要有一天身体内缺乏了B族维生素，代谢就会马上出现问题。只不过这样的问题要积累到一定的程度才会表现出来。

根据《中国居民膳食指南（2016）》的建议，我们每天应至少摄入12种食物，每周至少摄入25种食物。

这就要求我们在日常膳食中，必须做到多种多样，不管是粗粮细粮，还是肉蛋蔬果，各种食物都要吃，这样才能同时摄入多种维生素，以便它们能在体内"组成一支完整的球队"，协同发挥作用。

富含B族维生素的食物宝库

要增加B族维生素的摄入量，还要有选择性地吃一些富含B族维生素的食物。

比如，维生素B_1在粮谷类食物的表皮和胚芽中含量最多，而在鱼类、蔬菜和水果中含量较少，所以平时就要少吃精米精面，多吃些粗粮、杂粮。令人惊喜的是，粗粮、杂粮中的维生素B_6含量也很丰富，经常吃粗粮、杂粮等于同时补充了两种B族维生素。

动物性食物中维生素B_2和维生素B_{12}含量都比较多。每天保证40~75 g的禽肉类、50 g的蛋类及300 g的奶类，就足以满足身体对这两类B族维生素的所需量了。

玉米中的烟酸含量非常丰富，但玉米中的烟酸是不能直接被人体吸收利用的。不过，当你把玉米与豆类、大米、面粉等混在一起食用时，可以提高对其中烟酸的吸收率。

此外，绿叶蔬菜、豆类、蘑菇、坚果等食物中也含有丰富的B族维生素。只要让这些食物每天出现在你的餐桌上，自然能源源不断地为你的身体输入B族维生素。

不过，B族维生素并不是补充得越多越好，人体对每种营养物质都有具体的需求量。虽然B族维生素属于水溶性维生素，每天摄入的多余的量会随着尿液排出体外，不会在体内蓄积，但摄入过量仍然会增加肝肾负担。

因此，不建议自行购买维生素制剂进补。如果身体出现某些病症，需要补充B族维生素，每天的摄入量一定要听从医生的建议。

常见食物中维生素B_1含量见表4-2，叶酸含量较高的食物见表4-3。

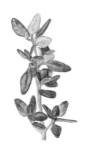

表4-2　常见食物中维生素B₁含量（mg/100 g可食部计）

食物名称	维生素B₁含量	食物名称	维生素B₁含量
小麦胚芽粉	3.5	紫 菜	0.27
大 麦	0.43	香菇（干）	0.19
莜麦面	0.39	小叶橘	0.25
玉米面（白）	0.34	荔 枝	0.1
小 米	0.33	葵花子仁	1.89
黑 米	0.33	花生仁（生）	0.72
粳米（标准三等）	0.33	芝麻（黑）	0.66
苦荞麦	0.32	猪肉（瘦）	0.54
麸 皮	0.30	腊肉（培根）	0.9
高粱米	0.29	猪肝（卤煮）	0.36
标准小麦粉	0.28	牛 心	0.26
富强小麦粉	0.17	牛 肝	0.16
绿豆面	0.45	羊 肾	0.35
薏 米	0.22	羊 肝	0.21
黄 豆	0.41	鸡 心	0.46
绿 豆	0.25	鸭肝（麻母鸭）	0.36
发芽豆	0.3	鸡 肝	0.33
蚕豆（烤）	0.22	鸡蛋黄	0.33
毛 豆	0.15	鲑鱼子酱（大马哈鱼）	0.33
蒜 苗	0.11	罗非鱼	0.11

表4-3　叶酸含量较高的食物（μg /100 g可食部计）

食物名称	叶酸含量	食物名称	叶酸含量	食物名称	叶酸含量	食物名称	叶酸含量
小麦粉	20.7	甜椒	10.9	绿苋菜	330.6	鸡肝	1172.2
大米	23.7	辣椒	69.4	红苋菜	419.8	鸡蛋	113.3
玉米	55	菠菜	87.9	藕	30.7	鸭蛋	125.4
玉米面	45.1	油菜	46.2	香菇（干）	135	黄鱼（小）	25.1
小米	48.7	香菜	148.8	紫菜	116.7	鲫鱼	36.4
黄豆	130.2	茼蒿	114.3	红果	24.8	青鱼	34.5
青豆	28.1	黄瓜	29	橘	52.9	平鱼	40.7
绿豆	393	葱叶	35	菠萝	25	虾	26.4
豌豆（鲜）	82.6	蒜苗	90.9	核桃	102.6	虾皮	20.7
红豆	87.9	韭菜	61.2	花生米	107.5	海米	43.5
扁豆	49.6	小白菜	43.6	猪肝	335.2	蜂蜜	52.6
豆腐干	54.2	芥菜	60.6	羊肝	226.5	酵母粉	1607.1

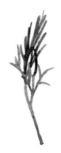

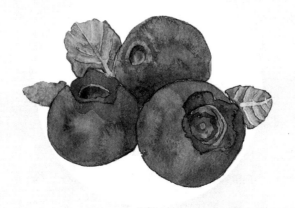

06 科学喝水，让肠胃年轻10岁

"零成本"的喝水减肥法

水和食物，对于维持生命来说哪个更重要？

我想大部分人都会选择前者。生活中我们也有这样的经验：一天不吃饭还能勉强承受，一天不喝水那是万万不行的。

人们常说女人是水做的，但不如说人体就是一个"装水的容器"。

在我们机体的各种组织中，肌肉含水72%，血液含水90%以上，肺与心脏含水80%，肾脏含水83%，肝脏含水68%，脑含水75%，而看起来似乎与水无关的牙齿的含水量也在10%，骨头居然也含水22%。

没有水，其他营养素就像干枯河床上的泥沙，根本没法进入细胞内被人体利用。

从理论上来说，一个人在完全不吃饭只喝水的情况下，可以维持7~9 d的生命，甚至几周；但没有水的补充，人通常只能维持3 d生命。一个人若失去体重15%~20%的水，生命即宣告终结。

从营养学的角度来说也确实如此，水对于人体的作用比食物更关键。

作为人体必需的营养物质，水具有极强的溶解性，人体内的各种化学反应几乎都要在水中进行，食物中的营养成分也必须溶解于水才能被消化吸收，体内各种代谢废物和有害产物同样要溶于水后，才能被排出体外。

身体一旦缺水，我们不但会马上出现口干舌燥、体温升高、小便发黄、头晕心悸等症状，严重时还会引发便秘、中风、关节疼痛甚至心肌梗死。

除此以外，采取正确的喝水方式还是一项低成本、高效率的瘦身方法，可以帮助我们消除身上的多余赘肉。

水是怎么做到的呢？

首先，水是一种天然的食欲抑制剂。举个例子，当你非常想吃零食的时候，让自己先喝一杯水，可以让胃产生饱腹感，从而减少进食的欲望，达到控制热量的作用。

其次，水是燃烧脂肪所必需的物质，在脂肪代谢的过程中，第一步就要依靠水解，如果没有足够的水，身体就没有办法正常代谢储存的脂肪或碳水化合物。

最后，喝水还可以促进人体内的新陈代谢，清除体内废物，增加身体在静止状态下的脂肪燃烧量，让你在不知不觉间与脂肪说拜拜。

不过，要想通过喝水达到减肥的效果，并不是把水简单地喝下去就万事大吉了，喝什么水、什么时候喝、喝多少、怎么喝，都是我们接下来需要学习的重点。

真or假：一天要喝"八杯水"

不知从什么时候起，"多喝水"似乎成了一个万能的句式：感冒了，多喝水；上火了，多喝水；长痘了，多喝水……

在某些营销号文章或者养生小视频中，水可以媲美灵丹妙药，包治百病，还能减肥美容，喝得越多越好。结果，就有些人被这些话误导，不管自己的实际需要，每天像完成任务一样去不停地喝水，最后减肥效果没看到，自己先因为电解质紊乱被送进了医院。

究其原因，是他们的喝水方式出了问题。虽然喝水有诸多好处，但体内水分过多，同样会对身体造成伤害。

比如，在高温环境下，人们很容易因为出汗太多而感到干渴。此时，如果一次性地喝进大量白开水，水分大量进入人体组织中，使脑细胞、肺组织等被水分子充斥，就会导致"水中毒"，出现昏迷、抽搐、呼吸困难甚至死亡的严重后果。

所以说，身体缺水或过量饮水都是不行的，想要正确补水，必须遵循一个重要原则：水平衡。

我们身体内的水分，主要来源于饮水、摄入食物中所含的水分及体内物质代谢产生的水。每天我们会从外界摄入水，同时又会以尿液、汗液等形式排出水。在正常情况下，只要每天水的摄入量与排出量保持动态平衡，就能让机体保持正常的含水量，也就是水平衡。

一般来说，当气温在22~26 ℃时，一个正常成人在无重体力劳动的情况下，每天平均摄入的水量为2700~3000 mL。其中包括：

·饮用水：1500~1700 mL的饮用水，相当于500 mL装矿泉水的3~4瓶。

·食物中的水分：许多固体食物中含大量的水分，如水果、蔬菜的含水量都在90%以上；即使看上去很"干"的食物也同样含水，如挂面的含水量为12.7%。如正常饮食，我们每天能从食物中摄取约1000 mL的水。

·代谢水：所谓"代谢水"，就是我们身体内的糖类、脂类、蛋白质等氧化时所产生的水。一般混合性食物每生热100 kcal，就能产生大约12 mL的水。正常膳食情况下，我们每天体内代谢产生的水共有300 mL左右。

接下来，让我们做一道简单的加减法题。

一个健康、轻体力活动的成人，身体每天的需水量为2700~3000 mL（注意，这里说的是身体"需要"的量，而不是"喝下"的量）。减去食物中的水分1000 mL，再减去身体代谢产生的水300 mL，剩下的日常饮水量就应该为1400~1700 mL。

如果我们把这个数字换算一下，以每杯水200 mL计算，得出的数字大概就是7~8杯水。

由此看来，当下流行的"每天要喝八杯水"的建议，确实有一定的科学道理，但其只能作为参考，实际饮用的时候记得要少量多次，如果是在高温或重体力活动下，这个数字还应适当增加。

科学饮水的黄金时间表

生活中，很多人一听到喝水就皱眉头，不到口渴时绝不主动去喝。如果有人劝他喝水，他也会振振有词地反驳："我一直都是这样的，不也没什么事吗？"

如果你也信奉这种"不渴不喝"的理念，我要严肃地提醒你，这种态度很不可取哦！

当你感到口渴时，其实身体已处于失水状态，口渴就是你的身体表现出来的生理反应。偶尔一两次没关系，如果你的身体经常处于失水状态，身体内那些依赖水分代谢的某些功能就会暂时关闭或休眠。简单来说就是身体会主动把体内剩下的水分储存起来，以便度过困难期。

这样一来，身体内一些器官和功能组织的负担及承受力就会增加，甚至经常达到极限状态而非平衡。时间一长，能不生病吗？

因此，最好的喝水方法就是将"等口渴再喝水"的被动喝水变为"不渴也要喝水"的主动喝水，并养成习惯。

让每天的第一杯水从起床开始，白天要少量多次喝水，晚上睡前也要喝一杯温开水防止身体夜间缺水，这才是正确的补水之道。

白开水：性价比最高的万能饮品

似乎是为了给人们每日的饮水增加一点乐趣，什么矿泉水、纯净水、柠檬水、苏打水……各种品牌、种类的水争奇斗艳，个个都说自己是最好的。应该如何选择呢？

首先，我们来说一下最有迷惑性的纯净水。

很多人认为水越纯净越好，干净、无污染，也不含有害物质，但纯净水也有个问题，就是在净化过程中，在除去水中有害物质的同时，还滤掉了水中原来含有的一些矿物质，而这些恰恰是人体所需的。所以不宜长期饮用纯净水。

其次，选矿泉水行不行呢？

相对于纯净水来说，矿泉水确实更有优势，其中含有多种人体必需的微量元素，可以调节人体的酸碱平衡。尤其是夏季人体出汗多，一部分矿物质会随着汗液流失，此时喝矿泉水的确能为人体补充所需的矿物质。

不过，对于婴幼儿、心血管疾病患者、肾病患者等人来说，矿泉水中的矿物质会加重机体负担，应慎重选择。另外，其他人在喝矿泉水时也要注意，不要煮沸后再喝，以免其中的营养素大量流失。

最后，适合所有人饮用、对人体最好的水还是我们最常见也是最容易忽略的白开水。

在正常情况下，它极好地保存了水中的矿物质，在烧开过程中又将其中的氯气去除了大部分，使它极易穿过细胞膜进入细胞，其渗透能力是普通水的几倍，具有超常的生物活性，所以又被称为"活性水"。

当开水自然冷却到20~25 ℃时，就变成了我们最熟悉的"凉白开"，此时水的生物活性最强，喝下后最容易被机体细胞吸收，是我们首选的最佳饮品。

不过喝白开水的时候也要注意，有几种水一定不要喝：

反复烧开后的水：反复烧水会令水中的亚硝酸盐含量升高，喝了后对健康不利。

在容器中存放时间较长的水：比如你剩在杯子里已经放了三四天的水，虽然看上去依然清澈透明，但此时的水里已经产生了大量细菌、微生物等，喝了还不如不喝。

夏季的隔夜水：夏季气温升高，蚊虫增多，长时间放置的水中容易滋生细菌。即使是冬天的隔夜水，也最好装入有盖的瓶中或杯中保存。

至于其他各种类型的水和饮料等，可以偶尔当个"调剂"，绝对不能长期当成日常饮用水饮用哦！

07 谷果畜菜科学搭配，养五脏，不易老

年轻人的脂肪危机

超重、肥胖不仅是个人形象、健康的问题，更是一个社会问题。

根据《中国居民营养与慢性病状况报告（2020年）》数据显示，目前中国成人中已经有超过 1/2 的人超重或肥胖，成年居民（≥ 18 岁）超重率为 34.3%、肥胖率为 16.4%。同时，约1/5（19%）的 6~17 岁儿童和青少年、1/10（10.4%）的 6 岁以下儿童超重或肥胖。

按照绝对人口数来计算，中国已经成为肥胖人口数最多的国家之一，且肥胖人群年龄呈越来越小的趋势。这就意味着，有越来越多的年轻人正在为身材问题而苦恼，还要面对肥胖所带来的慢性疾病风险。

将人们从超重的压力、减肥的痛苦中解脱出来，成为我写这本书的初衷。

要知其然，必然先知其所以然。为了更加清楚人们对于健康膳食的看法，也为了了解当代人的生活饮食习惯，我曾经就大众的膳食习惯做过一个随机调查。

本以为能识破各种养生骗局、吃遍各国美食的年轻人，会比自己的长辈知晓更多的健康营养知识。然而，调查结果却显示，很多年轻人对食物搭配的重视度并不是很高，平时外卖加奶茶，啤酒配小龙虾，怎么舒服怎么来；反倒是很多中老年朋友对日常膳食的搭配问题比较重视，尤其对于荤素搭配、粗细搭配等膳食原则几乎如数家珍。

这个结果虽然出乎意料，但仔细一想，却也在情理之中。

除了年轻人仗着自己身体好，在食物的选择上更加肆无忌惮外，还有一

个原因就是年纪稍大的人更倾向于遵从中国传统的饮食之道，因此避免了很多雷区。

早在西方营养学出现之前，我们聪明的祖先就已经对美食有了深入的研究，并产生了中国的传统营养学，其中的很多原则都与现代营养学不谋而合。即使其中没有涉及各种营养素与数据，却在"如何吃""怎么吃"这个问题上给出了非常明确的指导方法。

"吃饭不仅要讲究美味到嘴，更要讲究营养到身。"

千百年来，这种饮食上流传下来的智慧。已经成为一种非常自然的本能选择，因此，即使是完全不懂营养学的中老年人都要比年轻人更懂美食与营养的学问。

我国传统的食物结构

我们的祖先在很早以前就已经洞悉了膳食平衡原则的奥秘，并给出了具体的解读。

在《黄帝内经·素问》中，就提出了"五谷为养，五果为助，五畜为益，五菜为充"的膳食搭配指南。

如果用营养学的术语来翻译，意思就是，每日的膳食中必须具有多种营养素，而且比例要适合，调配要合理，膳食要平衡。

"五谷为养"

"五谷"指的是稻、黍、稷、麦、菽。五谷能养五脏之真气，故而称为养。

对照营养学来理解，五谷中的营养成分主要是碳水化合物，其次是植物蛋白质，脂肪含量不高。

古人把豆类作为五谷是符合现代营养学观点的，因谷类蛋白质缺乏赖氨酸，豆类蛋白质缺少蛋氨酸，两者一起食用才能发挥优质蛋白质的相互补益作用。

"五果为助"

"五果"是指桃、栗、杏、李、枣。五果在食物结构中能辅助五谷以养人之正气。

对照营养学来理解，五果中含有丰富的维生素、微量元素和膳食纤维，还含有植物蛋白质，可以生吃，能保证养分中维生素不受烹调破坏。

坚果类如花生、核桃、瓜子、杏仁、栗子等，其所含蛋白质类似豆类，可辅助谷类蛋白质的不足，并含有丰富的微量元素。鲜果类食物是维生素、可溶性膳食纤维的良好来源，是膳食中不可缺少的部分。

"五畜为益"

"五畜"是指牛、犬、羊、猪、鸡，"益"有好处的意思。

对照营养学来理解，肉类食物含有丰富的必需氨基酸，这些必需氨基酸是人体生长发育和修复组织不可缺少的主要营养素，可以弥补植物蛋白质的不足。肉类还含有丰富的脂肪，较多的热量、矿物质、微量元素，维生素也较丰富，对人体确实非常有好处。

"五菜为充"

"五菜"是指各类菜蔬，能营养人体，充实脏器，使体内各种营养素更完善、更充实。

对照营养学来理解，菜蔬种类多，植物的叶、茎、花、薹、果均可食用。它们富含 β-胡萝卜素、维生素C和B族维生素，也是钙、钾、镁、铁和膳食纤维的主要来源。对活动量少、体脂过多、容易发胖的人来说，在膳食中多搭配些蔬菜，一方面可充饥，另一方面可控制体重，可谓一箭双雕。

以上关于谷、果、畜、菜的四句话，说明我们的祖先在几千年前就已经洞悉营养平衡的真谛，知晓食物要搭配得合理，主张以粮豆为主、肉菜为辅，饭后吃些水果帮助消化。

这是一份搭配得很适当的、非常合理的平衡食谱，完全符合现代营养学的观点。

"谷果畜菜"膳食搭配

均衡的膳食搭配是保证身体健康的基础，也是拥有好身材的前提。我们不但要知道哪些食物对身体好，还要知晓食物怎么搭配，才能既营养又不会造成脂肪堆积。

如今，可供我们选择的食材比古代要丰富许多，如果能将中国传统营养学与现代营养学相结合，会碰撞出怎样的火花呢？下面就给大家分享"谷果畜菜"膳食搭配。

NO.1 谷物为主，粗细巧妙搭配

这里说的谷类食物，包括我们常吃的米饭、馒头、花卷、面条、饼等，是人体最重要的能量来源。

现在的人为了追求口感，都喜欢吃精制的米面，这种米面虽然好吃，但其中的维生素、矿物质、膳食纤维等营养素都已大量流失。常吃这种米面很容易导致人体某些营养素摄入不足，而杂粮杂豆，如小麦、玉米、高粱、荞麦、薏米、红豆、绿豆等，恰好富含这些营养素，把它们与精制的米面搭配着吃，正好可以起到互补作用。

比如，在煮米饭时，我们可以在大米中加些小米、黑米、燕麦等，一起煮成杂粮米饭；也可以在其中加入绿豆、红豆等，做成杂豆饭；做面食的时候，可以选择全麦面粉，或者在精制面粉中加些玉米面、荞麦面等，一起做成馒头、花卷等；也可以把红豆、芸豆等做成馅，和面粉一起做成豆包。这样搭配食用，摄入的谷物种类就会丰富许多。

NO.2 多吃蔬果，获取全能营养

新鲜的蔬菜和水果能为我们的身体提供大量的营养物质，如维生素、矿物质、膳食纤维等。

但不同品种的蔬菜和水果中含有的营养成分不一样，而且水果多生食，蔬菜多熟食，也令我们吃蔬菜和吃水果获得的营养有所不同。

因此，我们在选择蔬菜和水果时，有几个小问题一定要牢记：

既不能光吃蔬菜，也不能光吃水果。

两者不能互相代替，而应互相搭配，彼此发挥互补作用。

吃蔬菜时，最好选不同种类的蔬菜搭配吃。

尤其是深色蔬菜的营养价值要高于浅色蔬菜，所以我们每天都要摄入一定量的深色蔬菜，如茄子、紫甘蓝、香菇等，摄入量最好占总蔬菜量的一半左右。

健康成人每天对蔬菜的需求量是300~500 g，每天对水果的需求量为200~350 g。

你可以把这些蔬菜分配到一日三餐当中，再把水果分配在正餐之外食用，这样就很容易达到目标。

NO.3　适量肉蛋，摄取优质蛋白

我多次强调，减肥并不代表要吃素，因为肉类、禽蛋类中所含的动物性蛋白质更易被人体吸收。光吃素不吃肉会导致体内的某些蛋白质缺乏，影响健康。只要搭配合理，就能既营养，又不会有发胖风险。

根据《中国居民膳食指南（2016）》的推荐，我们每天的畜肉类摄入量应在40~75 g，相当于我们1~2个手掌心大小的量；蛋类是40~50 g，大约一个鸡蛋的量。

在烹饪肉类食物时，尽量采取炖、煮、蒸、炒等方式，以保存其中的营养，少用油炸的方式。

肉类和蛋类一定要搭配蔬菜一起吃，既增加食物的美味度，又能让食物中的营养素互补，满足我们的多重需要。

NO.4　奶类豆类，了不起的"配角"

这类食物一般在膳食中是"配角"，但它们的作用却不容小觑，比如钙含量极其丰富，是天然钙质的极好来源。

如果你也是补钙大军中的一员，与其吃各种钙片、保健品，还不如直接喝牛奶、吃豆制品，安全又方便。只要坚持每天摄入250~300 g牛奶、20~25 g大豆，就能满足身体钙需要量的一半左右了。

另外，豆类及豆制品最好与肉类一起搭配吃，奶类则宜搭配谷类食物一起

吃，这样可以防止它们中的蛋白质被人体分解成热量而消耗掉，保证其中的蛋白质能被人体充分吸收。

通过以上的介绍，你们是否了解日常三餐中的食物应该怎么搭配了呢？

简单来说，就是膳食结构要多种多样，谷、菜、果、肉无所不备，并尽可能按科学的比例摄取。

生活实践告诉我们，虽然人的基因不能更改，也无法抗拒自然规律，但是，如果你也有一个永远年轻、永远美丽的梦想，不如就从现在开始，检查一下自己的餐桌，看看自己的膳食是不是遵循了这个总原则。

如果能够从一日三餐开始，运用一些常用的营养学知识，养成科学的膳食习惯，持之以恒，就可以把自己的身体调整到健康的轨道上来，达到颐养身心，防病于未然的功效。保持轻盈活力的梦想，也不再遥不可及。

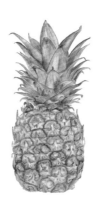

大师餐单

李瑞芬推荐的多品类膳食

（一）

菜：炖小黄鱼150 g、蛋饺白菜100 g、番茄木耳炒鸡蛋150 g、菠菜拌粉丝100 g。

汤：海米白菜豆腐汤200 g。

主食：杂粮饭75 g、牛奶南瓜羹75 g、蛋羹150 g。

总热量：843 kcal。

（二）

菜：砂锅豆腐300 g（鸡肉150 g、豆腐50 g、海米20 g、香菇40 g、冬笋40 g）、洋葱炒肉丝150 g、蚝油生菜150 g、凉拌茄子100 g。

汤：芹菜鲫鱼汤200 g。

主食：小米红枣粥200 g、杂粮饭75 g、莲子羹150 g。

总热量：1326 kcal。

点评：这两例食谱都以素菜为主，肉菜为辅。肉类食物选用的是鱼肉和鸡肉。鱼肉和鸡肉的脂肪含量比牛肉、猪肉等的低，而且肌肉纤维短，容易消化，可减少发胖风险。

两例食谱都有豆腐。豆腐是优质植物蛋白来源，且易消化。素菜中蔬菜品种多。主食中都有粗粮，粗粮含有的微量元素、膳食纤维丰富，既提高食欲，又易消化、好吸收。

李瑞芬推荐的搭配均衡快手菜

（一）配米饭的菜肴

A. 木须肉、菠菜豆腐汤：鸡蛋、肉片、黄花、木耳炒熟后，扣在已准备好的米饭上，搭配菠菜豆腐汤一起食用。

B. 盖浇饭、紫菜青菜汤：盖浇可以用火腿丁、肉丁、鸡丁等加土豆丁、胡萝卜丁，加西红柿或咖喱酱勾欠制作。米饭蒸熟后，把菜盖浇在饭上，上面加一个煎鸡蛋，搭配紫菜青菜汤一起食用。

C. 五丝浇汁饭：肉丝、胡萝卜丝、香菇丝、笋丝、柿子椒丝炒熟后加汁勾欠，浇在蒸熟的米饭上。

（二）面条中的菜肴

A. 肉丁卤面：肉丁、笋丁、豆腐干丁、胡萝卜丁、黄瓜丁、香菇丁炒熟后加上甜面酱，再加开水，煮沸后下入准备好的面条。

B. 五香牛肉面：牛肉一块，加入花椒、桂皮、五香粉、酱油、料酒，加水，用中火炖至半烂，晾凉入冰箱备用。食时把五香牛肉切成片，面条在牛肉卤料中煮熟，再炒个油菜与牛肉一起吃。

C. 扣三丝面：冬笋丝、鸡丝、香菇丝煮熟后放在小碗中备用，面条煮熟，把三丝扣在面条上即可。

（三）馒头中的花样

A. 馒头夹丸子、菠菜豆腐汤：馒头蒸熟切块，肉馅做成大扁丸子，将煎蛋一个、生菜一片、葱头、芥末酱一起夹入馒头，搭配菠菜豆腐汤一起食用。

B. 馒头加猪排、口蘑菠菜汤：馒头蒸熟切开，将炸猪排一块，煎蛋一个，西红柿两片，连同葱头、生菜、芥末一起夹入馒头，搭配口蘑菠菜汤一起食用。

C. 馒头夹肉末、豆腐口蘑羹：川冬菜切末，和肉末炒出香味，鸡蛋煮熟切碎，加生菜一片。将冬菜肉末、生菜、切碎煮蛋一起夹入馒头，搭配豆腐口蘑羹一起食用。

（四）包　子

各式包子（如肉丁包、豆包、糖三角）都可以蒸熟放入冰箱，吃时取出蒸热就行。

点评：只要头脑中有食谱，就很容易做到膳食快捷、简单、卫生和营养平衡。

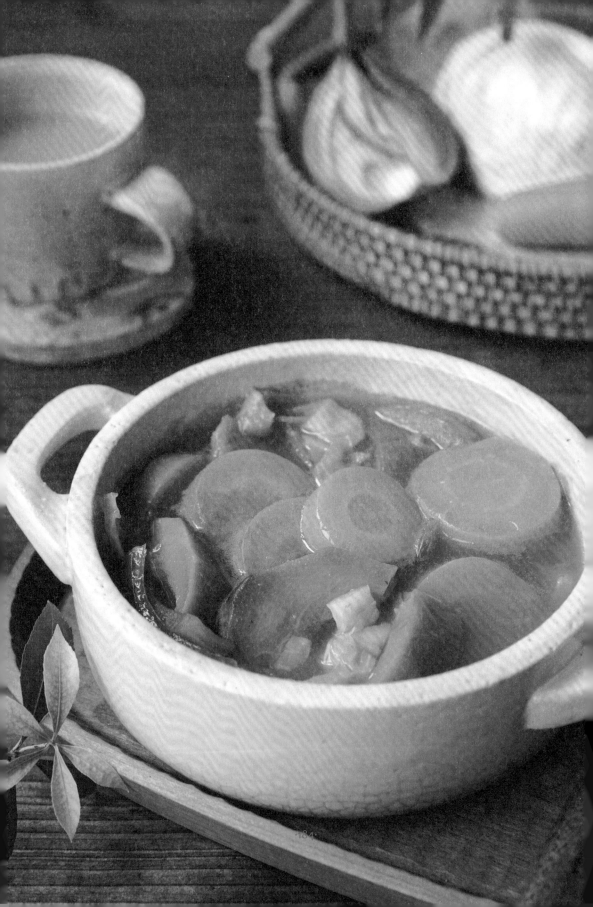

【菜谱】抗氧化美容蔬菜汤

食材：卷心菜100 g、洋葱100 g、带皮胡萝卜100 g、南瓜100 g、水1000 mL。

总热量：105 kcal。

🍴 制作过程：

食材下锅熬煮20 min即可，若追求更好的口感，可在熬煮过程中加入适量纯番茄酱。

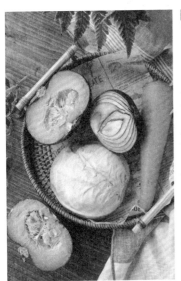 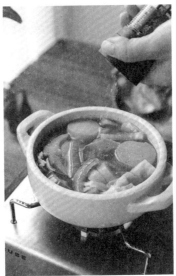 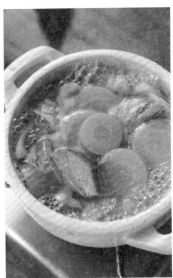

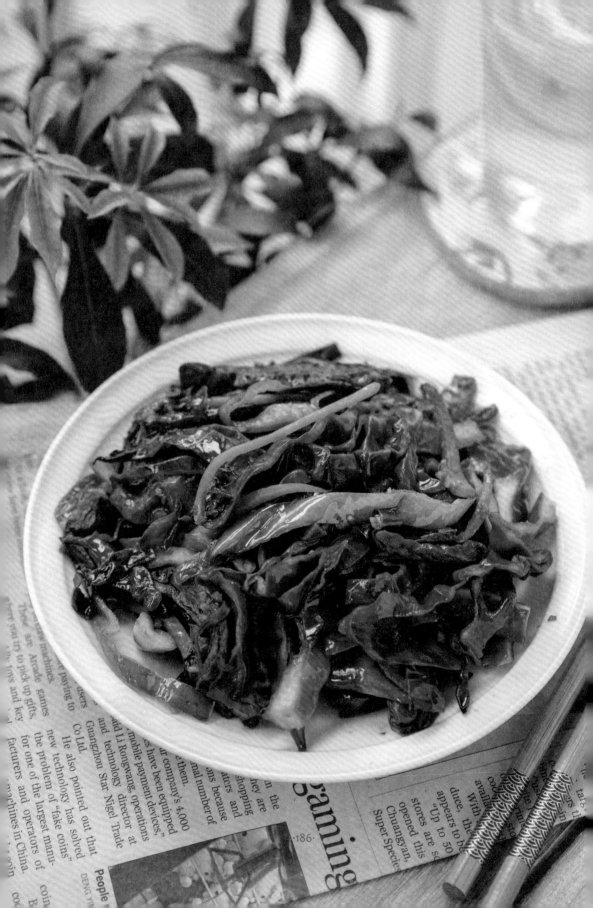

【菜谱】抗氧化清炒紫甘蓝

食材：紫甘蓝200 g，尖椒50 g，胡萝卜50 g，葱、蒜、小米辣适量。

总热量：176 kcal。

制作过程：

① 紫甘蓝洗净，从中间切开，去掉根部，切成细丝。

② 尖椒、胡萝卜切丝，葱、蒜、小米辣切碎备用。

③ 锅烧热，加入鲜胚玉米油，七成热时加入葱、蒜、小米椒爆香，再加入尖椒丝和胡萝卜丝，翻拌均匀后加入紫甘蓝，加一勺白醋（加少许白醋防止加热后紫甘蓝变黑紫色）后大火煸炒1 min即可，加盐、鸡精调味盛出。

注意：

① 紫甘蓝性味有点偏寒，所以脾胃虚寒、消化不良的人不适合生吃。

② 炒紫甘蓝时要大火快炒，迅速出锅，不要加热太久。

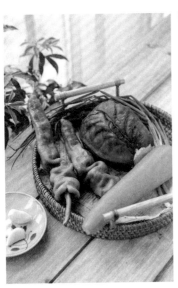 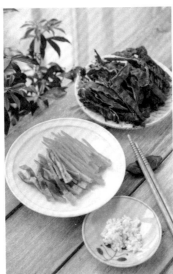 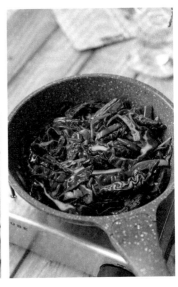

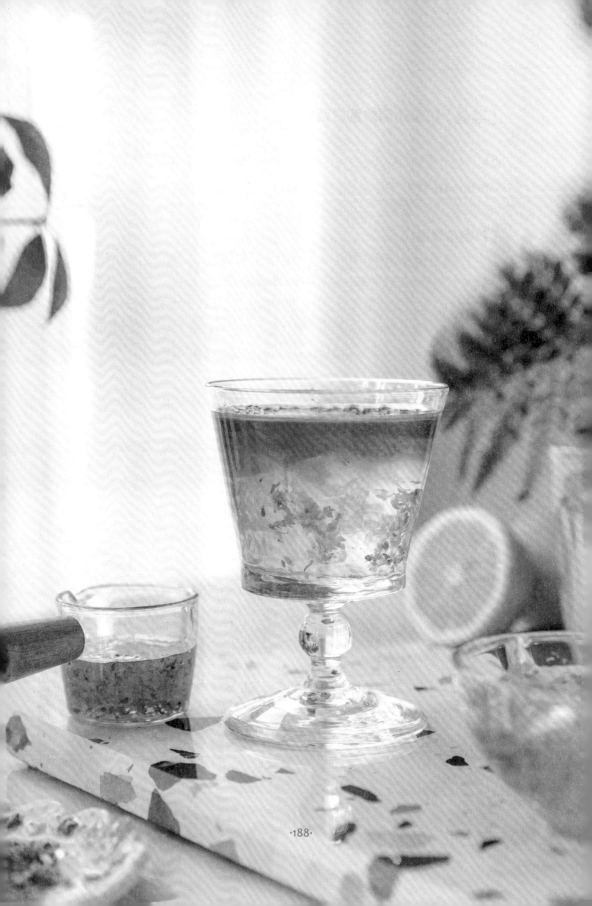

【菜谱】越喝越美瘦身茶：养颜桂花蜜冻茶

食材：黑枸杞5 g、柠檬水100 mL、温开水、桂花干。

桂花蜜冻：白凉粉15 g、桂花蜜50 g、热开水200 g。

总热量：163 kcal。

🍴 制作过程：

① 白凉粉加热开水搅拌均匀，放入桂花蜜拌匀后放至冷却凝固，切小块备用。

② 黑枸杞加温开水泡出颜色备用。

③ 杯中放入做好的桂花蜜冻，倒入黑枸杞至七分满，再倒入柠檬水至满杯，撒上桂花干即可。

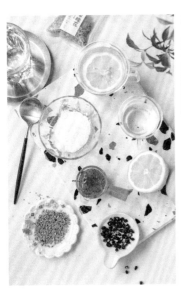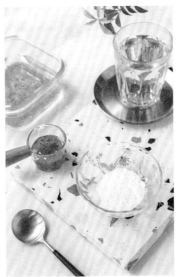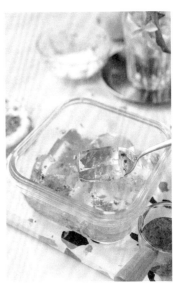

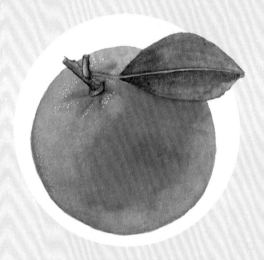

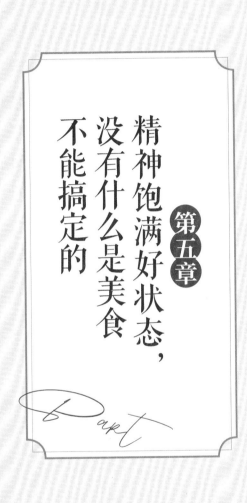

第五章

精神饱满好状态，
没有什么是美食
不能搞定的

Part

01 因人因时，饮食有异

快乐瘦身：膳食能量赶走坏情绪

一个人对饮食的选择，似乎从很小的时候就开始了。

即使是刚刚开始吃饭的宝宝，也会有喜欢吃和不喜欢吃的食物。等长大后，这种喜好会变得更加明显，人与人之间的差异也越来越大。比如甜豆花与咸豆花之争；比如折耳根、豆汁儿、香菜等，有人对其欲罢不能，有人却完全不能接受。

在人类与食物漫长的相互驯化中，人类完成了对食物的研究与改造，殊不知，食物也在默默改变着人类，我们在吃饭时看似无意的选择，其实都有迹可循。

从心理学上来看，一个人的饮食习惯与他/她的性格、气质等有着很大的关系。我们经常说，"一方水土养一方人"，生长在不同环境，不同性格的人，对食物的偏好也会有所不同。

因此，如果我们知道一个人的饮食习惯，也可以对其性格有一个大致的推测。例如，每次在餐厅只点同一种食物的人，通常专注力较强，但做事比较墨守成规，不喜欢冒险；喜欢尝试不同料理的人，通常思维比较活跃，对事物有浓重的好奇心；等等。

另外，不同食物由于含有的营养素不同，也会对人体产生不同的影响。比如，喜欢吃甜食的人，性格往往比较温和，因为甜食可以促进人体分泌更多的"多巴胺"，让人心情愉悦；而喜欢吃辣的人，往往性格会比较爽利。

虽然这种对应并不是绝对的，但饮食对我们情绪的改变是显而易见的。

比如在减肥的过程中，很多人会因为饮食的改变出现暴躁易怒甚至抑郁等情绪，甚至会在与情绪的对抗中耗光自己的全部能量，最终导致减肥失败。

如果将减肥的过程看作是一场修行，它的作用是帮助我们遇见更好的自己，这个过程应该是快乐的，而不应该充满焦虑和煎熬，否则，不仅会造成情绪化进食，导致热量超标，还会破坏已经获得的减脂成果，形成恶性循环。

归根到底，情绪是人类的一种本能，它并不是一个坏东西，要想摆脱负面情绪的束缚，可以试试运用科学膳食的力量将情绪开关牢牢掌握在自己手中。

不同性格人的饮食处方

我们来看这样一个案例：

有一位少年名叫杰利，从小就爱惹是生非，非常难以管教，11岁时甚至因涉嫌犯罪而被法庭传讯。父母在无奈之下，听从了一位营养学家的建议，控制了杰利膳食中糖类的摄入，没想到他的暴力行为竟少了很多，性格也明显好转。

众所周知，一个人性格的形成，作为一个复杂的心理现象，会受到遗传因素、环境因素、生物因素等多重影响。虽然膳食结构的改变不能完全改变一个人的性格，但根据不同的性格，有意识地选择不同的食物，确实对情绪控制大有好处。

经常烦躁，吃什么

经常感到心情烦躁的人，除了具体的事件因素，还有可能是由于缺钙而导致的人体机能紊乱。在日常膳食中，可以多吃些含钙、磷的食物，如花生、牛奶、大豆、鲜橙、牡蛎、蛋类等，且味道一定要清淡，不可口味太重。

钙是天然的神经系统稳定剂，能防止攻击性和破坏性行为的发生。借助这些食物，可以帮助人体保持平和的心态。

经常唠叨，吃什么

总是喋喋不休的人，除了性格问题，还可能是大脑缺乏B族维生素，可以在每日膳食中多加些动物瘦肉、粗面粉、麦芽糖、豆类等，或者平时多吃粗粮，或用牛奶加蜂蜜做成健康饮品，都可产生不错的效果。

经常发火，吃什么

俗话说，气大伤肝。如果愤怒的情绪长时间得不到疏解，容易导致"肝气郁结"，影响身体健康。这个时候，可以多吃一些疏肝解郁、理气止痛的食物，并减少对盐分及糖分的摄取。

经常发火的人平时可以多吃海产品如海带、贝、虾、蟹等；多吃豆类及牛奶以补充钙质；多吃桂圆、干核桃仁、蘑菇等以补充维生素B_1、B_2；另外还要少吃零食哦！

粗心大意，吃什么

如果觉得自己记性不好，总是忘东忘西，可以在饮食中减少摄肉量，多增加一些果蔬的比例，如多吃卷心菜、笋干、辣椒、红枣等，及时补充维生素C和维生素A。

做情绪的主人，而不是做它的奴仆。

当你因为控制饮食而心情不佳的时候，学会用正确的食物来平衡，减少不良情绪对生活的影响，瘦身之路也会变得简单、轻松。

不同季节的饮食处方

一年有春、夏、秋、冬四季，各季也都有不同味道的时令美食。如今，科学技术的进步模糊了时间的界限，让我们可以随时随地吃上原来各个季节的特有食物。

虽然在冬天吃到草莓和西瓜不失为一件美事，但这种反季节的饮食，对身体来说并不是一件好事。

中国传统医学提倡"热者寒之，寒者热之"。人要取得与周围环境的和谐统一，就应随季节变化在生活与饮食上做相应的调整，如果饮食不做相应的调整变化，就会影响人的健康，甚至会使人得病。

春

春季是万物复苏的季节，阳气升发，人体代谢开始旺盛。

在饮食上，应以升补为主，讲究清温平淡，减少高脂肪类食物摄入量，口味须忌辛辣；提倡多吃富含B族维生素和维生素C的新鲜蔬菜，以及气味芳香发散类的蔬菜，如葱、蒜、韭菜等，其中所含的有效成分具有祛阴寒助阳气升发及杀菌功效，有利于增强机体抗病能力，避免呼吸系统疾病和传染病的发生。

除此以外，可以多吃些绿叶菜，例如菠菜是春季的时令菜，富含β-胡萝卜素、维生素B$_6$、叶酸、铁、钾等营养素；苋菜富含钙、铁、钾和维生素K等营养素。还可多吃些有滋阴作用的食物，如小米、大枣、蜂蜜、荞麦、豆浆等。同时要注意多喝水，慢减衣，多做户外运动。

夏

夏季气候炎热潮湿，人体喜凉，适宜清补。

很多人在夏天食欲不振，"苦夏"的时候，可以多吃清淡食物及新鲜蔬菜、水果，适宜选择的食物有杂粮、鸭肉、鱼虾、豆类及冬瓜、苦瓜、丝瓜、黄瓜、西红柿、茄子、芹菜、西瓜等。

这些蔬菜、水果有生津止渴、解暑除烦、清热去火的作用，可以补充钠、钾、钙、镁等矿物质，以及B族维生素、维生素C等。比如"老鸭炖冬瓜"就是一道很好的夏季菜。鸭肉富含对人体有益的多不饱和脂肪酸，补而不燥，配上能解暑消渴利尿的冬瓜，再加上点海带，就是一道老少皆宜、美味可口的夏季滋补菜肴。

另外，夏季气温高，食物易腐坏，是胃肠道疾病的高发季节，不可过食生冷，特别要注意饮食卫生。夏季可以多吃些有杀菌作用的蔬菜，如大蒜、洋葱、韭菜、蒜苗等，做菜时也可多加点醋、蒜泥、姜末等，不仅能增进食欲，还有杀菌防病和缓解疲劳的作用。

最后，夏季要特别注意补足水分，养成主动饮水的习惯，不要等渴了再喝。每天至少饮水2000 mL，大量出汗时最好喝些淡盐水。喜爱喝茶的人可喝些热的绿茶、菊花茶等，清凉解暑。

秋

秋季万物成熟，气候逐渐凉爽，饮食上适宜平补，以滋阴润肺为基本调理原则。

适宜选择的食物：全麦粉；芡实；新鲜蔬菜，如大白菜、萝卜、胡萝卜、莲藕、菌类；新鲜水果，如百合、梨、葡萄等；其他如芝麻、莲子、银耳等，可以调养秋燥，提高机体的免疫力。

秋季也要多喝温开水、淡茶或牛奶、豆浆等，以补充体内水分，滋养肺脏，预防呼吸道疾病。

冬

冬季天气寒冷，自然界万物闭藏，人体新陈代谢也相对较慢，饮食上适宜温补。

冬季是一年中进补的最佳时期，可以选择的食物：

各种新鲜蔬菜，如萝卜、胡萝卜、油菜、菠菜、豆芽、豆腐、土豆、薯类等。

各种肉类，如猪肉、牛肉、羊肉、鸡肉、鹅肉、鱼肉等含热量和脂肪较高的食物。尤其羊肉性温，是冬季良好的滋补食品。

各类坚果，如核桃、栗子、杏仁、花生等。坚果类富含蛋白质、脂肪、矿物质、脂溶性维生素和膳食纤维，且坚果的油脂以不饱和脂肪酸为主，最适宜中老年人食用。但要注意不能过量。

在相应的季节，饮食上注意补充相应的食物，不仅可以帮助人体补充营养，还可以避免摄入过多热量。

不过，并不是所有的食物都会受到时令的限制，健脾养胃的食物四季皆宜，如各种谷薯类食物，即米、面、红薯、芋头、山药等，以及各种豆类、粗杂粮。

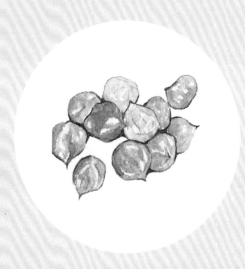

02 彻夜难眠，问题可能出在餐桌上

睡得好，才能减得快

一头乱发、瘦骨嶙峋，苍白的脸上顶着两个黑眼圈……在很多人的印象中，失眠总是和瘦联系在一起，睡得好才会心宽体胖。

然而，事实的真相却是一个人睡得越少，变胖的风险越高。

据美国哥伦比亚大学的一项研究显示：相比于每晚睡眠时间在 7~9 个小时的人，每晚睡眠时间不超过 4 个小时的人肥胖概率要高出73%；每晚睡眠时间平均为 5 个小时的人，肥胖概率高出50%；而每晚睡眠时间平均为6个小时的人，肥胖概率则高出23%。

之所以会与我们的认知背道而驰，主要有以下几点原因。

首先，睡眠不足会增加人进食的频率。

熬夜的时候，总是忍不住叫一份外卖；熬夜之后，为了补偿失去的睡眠，又很容易用美食来安慰，这种"放纵"的选择，并不是因为你意志力不强，而是身体在睡眠时间缩短的情况下，饥饿感和食欲都会增加。

更可怕的是，睡眠不足还会影响我们对食物的选择。生活中我们也有这样的体验：人在睡眠不足时，会对甜食、高碳水食物及咸味零食的渴望大幅提高，即使知道吃下去会热量爆表，大脑也会在欲望的驱使下，放弃健康的食物，而对炸鸡、可乐等情有独钟。

其次，睡眠不足会影响人体代谢效率。

据一项研究数据显示，如果身体缺失睡眠一整晚，第二天的基础代谢率会降低5%，进食后的代谢率会降低20%，如果连续两周每天睡眠时间在5.5个小时左右，会在一段时间内显著降低身体的基础代谢率。

除此以外，长期睡眠不足或睡眠质量不好，不仅会使人心情低落，还会激活神经内分泌系统的应激调控系统，使其逐渐衰竭，引发调节紊乱；机体的各类代谢产物也不能被及时排出，导致免疫力降低，出现记忆力衰退、焦虑、皮肤粗糙、掉发等现象，甚至还会增加人体罹患高血压和冠心病的风险，降低生活的幸福感。

人们常说"睡眠是最好的补药""睡眠是最好的美容药"，原因正在于此。

如果按照每天睡眠8个小时来算，我们一天有三分之一的时间是在床上度过的，如果以一生的长度来衡量，那就是三分之一的生命。在这段时间中，虽然我们的意识处于沉睡状态，却给了身体各项器官一个休息和修整的时间，使人能量满满。

睡眠的好处如此之多，但对于饱受失眠困扰的人来说，不是不想睡，而是睡不着。

为了拥有良好的睡眠，人们想出了无数办法，各种安眠药、褪黑素、小偏方轮番上阵，然而，安眠药物的滥用会使身体产生不良反应，各种偏方功效又不是很明显，不管选哪个似乎都不是正确的解决之道。

与其在失眠之后寻找解决之法，不如我们先回到原点：睡眠是人的一种本能，究竟是谁拿走了我们的睡眠？

白天吃不好，晚上睡不香

你为什么睡不着？

可能为工作而焦虑；可能为爱情而辗转反侧；可能说不出什么原因，就是无法入睡……诱发失眠的原因有很多，包括心理、生理、环境、药物、生活习惯等，其中一个最容易被我们忽视的原因，就是我们的饮食。

有人说，吃饭与睡觉是人生最简单也是最复杂的学问。

如果你每天能够吃得下、睡得着，健康就有了存在的根基。

作为生活中两个不可或缺的主题，睡眠与饮食绝对是一对密友，任何一方受到了亏待，另一方都会受到牵连。

下面，我们就来盘点一下那些会影响睡眠的不良饮食习惯。

不合时宜的晚餐

作为睡前的最后一餐，晚餐吃得过于丰盛会加重消化系统的负担，使睡眠受到干扰。但完全不吃也是不行的，因为人体在入睡后，仍需能量维持正常运作，过于饥饿会使人在入睡后进入低血糖状态，反而更容易清醒，影响睡眠质量。用通俗一点的话来说，就是"饿到睡不着"。

另外，晚餐也不能吃得过晚，要给食物留出充足的消化时间，饭后立即入睡会引起胀气、反酸等不适症状。一般饭后3个小时是比较适宜的入睡时间。

不好消化的高糖、高脂肪

据研究表明，喜欢在睡前吃高脂、高糖食物的人，不但变胖风险增加，还容易出现睡眠紊乱。

相比清淡饮食，高糖、高脂食物在人体内需要更长的消化时间，如果晚餐摄入过多，容易导致腹部不适，影响睡眠质量。因此，在晚餐的餐桌上，最好不要吃得过甜或过于油腻，尤其忌吃一些高蛋白、高脂肪的肉类，以及油炸食品，如炸鸡、汉堡等。

刺激性食物

众所周知，如果你想熬夜，睡前的一杯咖啡绝对会让你的所有睡意烟消云散。

如果想睡个好觉，一定不要在睡前摄入含有刺激性的食品和饮料，包括巧克力、可乐、功能性饮料等。如果一定要喝，尽量选择低咖啡因或脱咖啡因的产品。

当然，"睡前一根烟"的习惯也要改一改，烟草中的尼古丁同样对神经有刺激作用。

另外，睡前食用辛辣食品会对消化道黏膜产生刺激作用，引发肠胃不适，还可能造成心率和血压的升高，应尽量避免。

大量饮水

失眠最让人崩溃的时刻之一，就是好不容易要睡着了，突然尿意袭来……

如果你不想再经历这样的糟心时刻，就要避免在入睡前摄入大量水分，最好能在白天有规律地补充水分，然后在入睡前2个小时停止喝水，以免晚上起夜次数过多，影响睡眠的稳定性。同时，也可以避免对肾脏造成负担。

最后，还要特别说明一点：有些人喜欢在睡前喝酒，认为可以帮助睡眠，这种说法并不正确。

虽然表面上来看，少量饮酒可以帮助入睡，但它只是让人进入一种昏昏沉沉的状态，无法进入深度睡眠，等酒精的作用逐渐消退，反而会引起失眠多梦，使总体睡眠质量下降。如果是大量饮酒，不仅会引起大脑皮层兴奋，使人难以睡着，还会增加肝脏的排毒解酒工作，反而对身体不利。

因此，如果你想在晚上小酌一番，又不想影响睡眠，一定要根据自己的实际情况，掌握好饮酒的量，千万不能将酒精作为治疗失眠的工具哦。

自然力量，吃出好眠

很多时候，人们之所以失眠，除了不良饮食习惯这一因素外，还可能是由体内缺乏某种营养素导致的，与其求助于药物，不如从餐桌上寻找良方。

钙元素

人体内的钙元素有利于神经刺激的传达。充足的钙质不仅能让神经和肌肉得到放松，还能促进褪黑素的生成，使人尽快进入睡眠状态。人体一旦缺乏钙元素，就会感觉神经紧张，无法彻底得到放松。如果把这种紧张的情绪带到床上，人就容易睡不着觉。

因此，为了更松弛地进入睡眠，可以在每日膳食中增加一些富含钙元素的食物，如豆制品、海产品、乳制品、坚果等。此外，多晒晒太阳也有助于身体对钙质的吸收。

B族维生素

我们前面介绍过，B族维生素可以为神经提供能量，也是保障睡眠不可或缺的要素。比如，维生素B_1与神经系统功能关系密切，熬夜或失眠都会增加身体对维生素B_1的消耗；维生素B_6可以促进镇定神经血清素的合成等。

要想快速补充此类营养素，多吃点粗粮、杂粮和豆类都是不错的选择。

色氨酸

如今，很多人会选择用褪黑素来调节睡眠。但你知道吗？褪黑素本质上是一种氨基酸激素。它来源于色氨酸在松果体两种酶的作用下的转变：摄入体内的色氨酸，先转化为血清素，然后再通过N-乙酰转移酶和羟基吲哚-O-甲基转移酶转化为褪黑素。

因此，补充一些富含色氨酸的食物，如牛奶、禽肉、核桃、燕麦、香蕉、蜂蜜等，可以调节人体生物钟，促进人体血清素和褪黑素的分泌，让自己睡上一个好觉。

最后，如果实在难以入睡，勉强自己反而会起到反效果。不如先起床做一些安静的活动吧，读几页书，或者听一段轻音乐，等情绪平稳之后再上床睡觉，效果可能会更好。

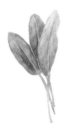

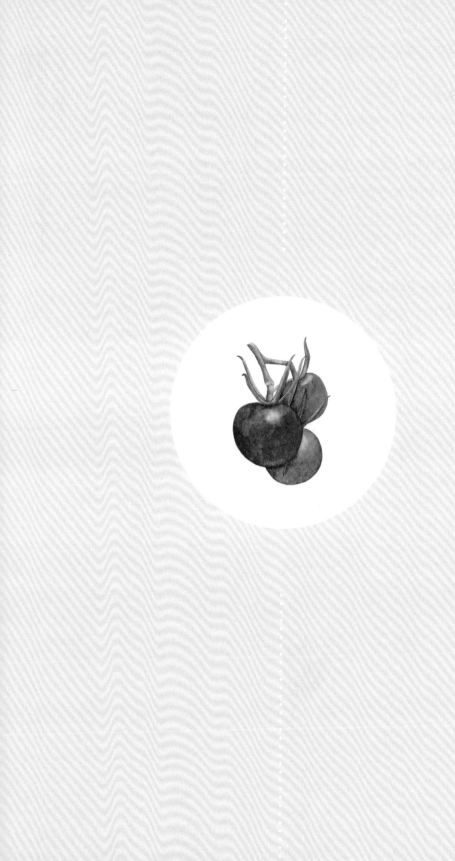

03 "343"配餐法，每一天都元气满满

一日三餐，餐餐有学问

减肥时，最让人崩溃的时刻是什么？

无聊的运动？深夜的饥饿感？无法突破的瓶颈期？成功后的反弹？……

在这条漫漫长路上，每个人都是孤独的行者，要经历九九八十一难，抵挡住无数的"妖魔"和诱惑，才能放下肥肉，脱胎换骨。

然而，你以为的解脱，并不是故事的终点。

刚刚从瘦身成功的狂喜中清醒过来的人们突然发现：自己想要的快乐生活并没有完全到来，为了保护好不容易得来的瘦身成果，他们必须时刻绷紧神经，吃更少的饭菜，做更多的运动，一丝一毫都不敢放松。

这种望不到尽头的感觉，虽不致命，却如影随形，最让人崩溃。

为了抵消这种无力感，我们必须学会调整、更新自己的饮食模式和饮食习惯，与其烦恼"我不能吃什么"，不如想一想"我应该吃什么""我应该怎么吃"才最科学、最健康。

一日三餐，餐餐有学问，每顿应该吃多少才能不复胖又不伤身，这里面的学问可大着呢。

"343"法则：减脂三餐的热量配比

关于减肥时的一日三餐到底怎么吃，"江湖上"流传着很多说法，其中流传最广的就是那句——"早餐要吃好，午餐要吃饱，晚餐要吃少"，几乎已经成为所有人的共识。

这句话虽然正确，却因无法量化而缺少了很多操作性：究竟何为多，何为少，饱的标准又是什么呢？

对此，中国营养学会建议，我们的三餐热量分配要合理，正确的热量分配应该是早餐热量占一天身体所需总热量的30%、午餐热量占40%、晚餐热量占30%，按3：4：3或4：3：3的比例分配一天的食量。

一日三餐的科学分配是根据每个人的生理状况和工作需要来确定的。如果将这一热量标准按照食量分配的话，假设每人每天吃500 g主食，那么就可以按照以下两种方式进行搭配：

· 早晚各吃150 g，中午吃200 g；

· 早餐吃200 g，午晚餐各吃150 g。

如果没有遵守这个比例，而是按照"早餐少、午餐好、晚餐饱"或是"早餐马虎、中餐凑合、晚餐全家福"的模式，不管是对健康还是对身材的保持都有害无利。

早餐的正确打开方式

对于越来越注重养生的人来说，他们可以随手做到"保温杯里泡枸杞"。但由于早餐独特而苛刻的时间要求，让不少人对"早餐要吃好"望而却步。有时，随便对付一块面包、一杯牛奶，就算解决了。

然而，不吃或乱吃，显然都不是早餐的正确打开方式。长此以往，还容易导致胆结石等疾病的发生。

一般情况下，理想的早餐要掌握三个要素，即合理的就餐时间、丰富的营养及平衡的主副食搭配。

合理的就餐时间

起床后没有胃口并不是我们拒绝早餐的理由。

实际上，经过一晚上的休息，人体在刚起床后正处于生理性缺水状态，此时并不适合马上吃早餐，而是应该先喝一杯水，再轻微活动一会儿，比如洗漱、刷牙，待30 min后机体恢复正常含水状态，再开始吃早餐。

这时，你的食欲就会被调动起来，消化系统也会更加活跃，摄入的食物也更便于吸收，能为机体更好地补充能量。

丰富的营养

作为开启美好一天的第一餐，早餐的存在除了解饿，还要担负起补充热量和蛋白质的重任，以满足整个上午大脑对血糖供给的要求。

为了达到这一目的，早餐的营养一般由谷类和动物性食物，包括肉和蛋类，以及奶类、豆类来提供。

平衡的主副食搭配

对于早餐中的主食，我们的选择可以有面包、馒头、面条、烧饼等；副食则可选择牛奶、果酱、鸡蛋、豆浆、腐乳、小菜等。

如果能做到主副相辅、干稀相承，就可以得到一顿营养均衡的完美早餐了。

一份理想午餐的诞生

相较于早餐的匆忙与单调，午餐在种类上给人们留足了可供选择的空间。

不管是一碗热腾腾的牛肉面，还是新鲜美味的海鲜刺身，为了补充失去的能量，为下午留出充足的体力，人们暂时放下了对体重的担忧，"量大、管饱"成了衡量一份午餐是否合格的重要标准。

实际上，这仍然是一种误区。

按照营养均衡的搭配原则，一份好的午餐并不在量多，而在于种类的多样性。

根据三餐的食量配比，午餐主食的量与早餐相当，为150~200 g，以米饭、馒头、饼、发糕、面条等为主。

另外，配餐应该控制在240~360 g，可选择肉、蛋、奶、豆制品、海产品、蔬菜等进行科学搭配，以满足人体对矿物质和维生素的需要。具体来说：

50~100 g的动物性食物（以肉为例，相当于成人巴掌大小）；20~25 g大豆（相当于成人手掌能捧起一把的量）；200~250 g的蔬菜（相当于成人手掌能握住的两把的量）。

一份理想午餐应该荤素搭配、有肉有菜、干稀均吃，此外还应加上豆制品，并且肉和菜的种类尽量不单一，才能保证营养均衡，又不摄入过多的垃圾热量。

如果实在做不到这一点，比如中午难以同时吃到两种肉或几种蔬菜，可以在晚餐时选择另一种肉食和其他种类的蔬菜，尽量让全天吃的种类更加多样。

晚餐决定你的体重

终于结束了漫长的一天，在这个注定熬夜的晚上，似乎只有一份麻辣鲜香的外卖才能让寂静的夜变得活色生香。

且慢！一顿过于丰盛的晚餐确实可以让人得到短暂的满足，但也可以让我们在第二天后悔莫及。

作为一天的最后进食阶段，晚餐过后，人们就会进入休息状态，身体活动量开始下降。如果晚餐吃得太多、太丰盛，活动量又少，很容易引起消化不良，影响夜间睡眠。

其次，晚餐吃太多也是造成肥胖的元凶之一。因为此时身体的生理状态不同于白天，一旦摄入过多的营养物质，活动量又少，日久体内脂肪越积越多，人就会发胖。晚餐吃太多还会增加心脏负担，给健康埋下隐患。

一般来说，晚餐中的谷类食物应控制在120 g左右（大约为成人拳头大小的一个馒头或饭团），动物性食物在50 g左右，在此基础上，可以增加一些富含膳食纤维的糙米、全麦等，再适当搭配豆制品、蔬菜、水果，既能增加饱腹感，又能促进肠胃蠕动。

不过，对于需要熬夜或习惯晚上工作的人来说，晚餐可以吃得稍饱一点，如果夜间工作时间长，可以选择清淡、易消化的食物作为夜宵。一杯牛奶、几片饼干、一碗豆粥、一个苹果或煮鸡蛋等，都可以增加热量，保持精力。切记，不要多吃热量高的甜食、含脂肪多的油炸食品等，选择含脂肪少、易消化的食物最佳。

此外，还要重点提醒一些正在减肥的朋友："少吃"可不等于"不吃"哦。

人体在晚间虽然会进入睡眠状态，身体消耗量减少，却不是完全停止，它同样需要能量运行，如果完全不吃晚餐，不仅会影响肠胃功能和内分泌系统，还会造成身体营养不良，得不偿失。

三餐中的科学搭配原则见表5-1。

表5-1　三餐中的科学搭配原则

三　餐	搭配原则
早　餐	主食量为100~150 g，可选择面包、馒头、面条等。 副食可选择牛奶、豆浆、鸡蛋、腐乳、小菜等。 所摄入热量占身体全天所需总热量的30%左右。
午　餐	主食量为150~200 g，可选择馒头、米饭、发糕、饼、面条等，并且要粗细搭配。 配餐量为240~360 g，包括肉、蛋、奶、豆制品、海产品、蔬菜等，具体包括50~100 g动物性食物、20~25 g大豆、200~250 g蔬菜。 所摄入热量占身体全天所需总热量的40%左右。
晚　餐	主食量控制在120 g左右，最好是搭配有粗粮、杂粮的馒头、花卷、米饭等。 配餐中动物性食物控制在50 g左右，再搭配少量蔬菜、豆制品、水果即可。 所摄入热量占身体全天所需总热量的30%左右。

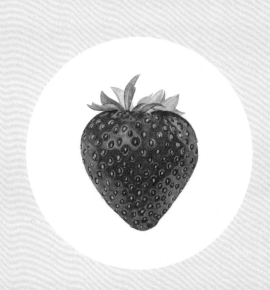

04 抑郁，也许是因为缺乏血清素

可怕的"减肥抑郁症"

抑郁就像晴朗的天空下随时会飘过来的一片雨云，上一秒还在阳光普照，下一秒就把人淋得湿透。

作为一只以吞噬人们快乐为食的怪兽，抑郁离我们的生活并不遥远。

尤其在减肥期间，很多人都直言自己曾遭受过抑郁情绪的困扰：为了变瘦，好吃的东西不能吃，迟迟减不到自己的目标体重，好不容易瘦下来却总是反弹，频频失败导致对自我的攻击、烦躁、易怒、偏激，甚至不愿与人沟通交流，对什么都提不起兴趣……

据一项全国性的流行病学调查显示，我国大部分居民一生中会有明显的抑郁症状，其中就包含不少因为过度减肥而引发抑郁的患者。曾经有人做过一项研究，在观察了近2000名正在减肥的成年人之后，发现其中超过80%的人都出现了不同程度的抑郁症状。

那么，如何在减肥期间保持良好的心理状态，赶走抑郁情绪的侵扰呢？

除了调整心态、合理运动、改善睡眠等常规方法外，还有一种容易被忽视的方法，就是调整膳食。

在我们的一般认知中，食物提供能量，肠道负责消化，而大脑则用来思考。患抑郁症的人总是感觉不开心，肯定是大脑出了问题。

实际上，胃肠道也在我们的心理健康方面扮演着相当重要的角色，甚至可以称其为存在身体里的"第二大脑"。

这个大脑虽然没有脑细胞，却拥有继大脑之后全身最发达的神经系统，可

以控制肠道蠕动，释放各种肠道激素，如多巴胺和血清素等，这些都与人的情绪密切相关。可以说，人体内90%负责调节情绪的关键神经传递物质都来自胃肠道。

从某些角度来说，我们的胃肠道是最了解我们的器官，一旦我们的情绪有风吹草动，它们总能"未卜先知"地做出反应：当你生气时，会胃痛胃胀；当你悲伤时，会食欲下降；当你紧张时，会腹痛腹泻……反之，如果胃肠道内环境恶劣或缺少某种必需的营养素，也会让我们的情绪产生波动，不利于抑郁情绪的改善。

耐压抗打血清素

经历了糟糕的一天，如果可以选择一种食物让自己高兴起来，巧克力一定是很多人的第一目标。因为人在吃巧克力的时候，会促进体内多巴胺的形成，而多巴胺具有兴奋作用，是影响人们心情好坏的一种关键物质。如果体内多巴胺水平过低，就会使人情绪低落，产生厌世、沮丧等一系列抑郁情绪，这已经是被很多人熟知的"热知识"。

那么，让我们先把多巴胺放到一边，来看看另一种可以对抗抑郁，却很容易被人们忽略的重要物质：血清素。

血清素又名5-羟色胺，是一种能够让我们产生愉悦情绪的神经递质，可在整个神经元之间传递信号。虽然作用都是让人快乐，但多巴胺产生的是让人恋爱的甜蜜，而血清素则更倾向于让人维持情绪的稳定。

除此以外，血清素还参与许多身体功能的运作，比如调节生理时钟、体温、食欲或饥饿感、学习记忆、认知功能，骨骼健康、消化食物等。更重要的是，它还可以帮助我们控制情绪，增强我们对压力的耐受度。

如果人体内的血清素含量不足，就会产生以下一系列相应的后果。

情绪低落

当体内血清素浓度偏低时，人除了会变得暴躁易怒、敏感焦虑、难以集中注意力、有厌倦感外，还会陷入负面回忆中无法自拔，觉得自己一无是处，什么都是自己的错。

如果严重缺乏血清素，就容易抑郁、冲动，甚至出现自杀及暴力行为。

换句话说，血清素能使人获得一种天然的"幸福感"，它对情绪的巨大影响力，使其成为大脑调节整体幸福感的至关重要的化学物质之一，在治疗抑郁、焦虑及其他情绪障碍的药物中起着关键作用。

消化问题

血清素可以帮助身体维持正常的肠功能，并在肠道中起到保护作用。

举个例子，如果一个人不小心吃到了有毒或有刺激性的食物，我们的肠道就会产生更多的血清素来促进肠道蠕动，使其快点排出体外。

睡眠障碍

与抑郁同时到来的常有不同程度的睡眠障碍，有时是失眠，有时是嗜睡，有时是多梦、易惊醒。而睡眠功能的紊乱，同样与血清素有着密不可分的关系。体内缺乏足够的血清素或血清素含量过多，都会影响我们的睡眠方式和质量。

抑郁症的成因非常复杂，仅仅凭血清素水平低这一项，并不能直接引发抑郁症，但血清素的缺乏，确实会导致情绪、睡眠、消化系统及其他一系列问题的出现。

如果我们能够及时弥补这一漏洞，也许就能在灰暗的房间里打开一扇窗。

容易溜走的快乐元素

介绍完血清素的基本情况，可能有人会对它产生好奇：

① 这些血清素来自哪里？

② 为什么有的人多，有的人少呢？

首先，关于血清素的来源问题。虽然大脑也会分泌血清素，但比例只占全身的5%，剩下的95%都要依靠肠道分泌。

其次，造成血清素浓度低的原因，一般有两种：

第一种原因是体内血清素水平不足，即你的身体无法制造出足量的血清素来满足身体的需求。

比如，维生素B₆和维生素D的含量都与血清素水平成正比关系，色氨酸是参与血清素生产的必需氨基酸，如果相关膳食摄入不足，体内缺乏这几种营养素，自然就会使身体没有足够的原料来完成生产了。

另一种原因，是血清素使用效率低下。

在这种情境下，即使你的身体制造出了足够的产品，也就是肠道分泌出了足够的血清素，但你的大脑中如果没有足够的血清素受体，或者这些受体不能正常工作，分解并吸收血清素的速度太快，就会导致身体无法将所有的血清素有效利用，只能白白浪费。

带来幸福的天然能量

既然血清素对人体这么重要，有没有什么办法来增加它的分泌呢？

在我们寻找解决方法之前，首先要明白一个道理：血清素并不像某些营养素一样，可以通过食物直接获取，而是需要一个转换的过程。就像我们需要先购买食材，才能做出一道菜品一样，人体需要先从食物中摄取制造血清素所必需的原料，才能利用色氨酸和色氨酸羟化酶形成血清素。

幸运的是，我们不用费力寻找，许多天然的食物中都含有制造血清素的必备物质。比如蘑菇、香蕉、豆类、绿叶蔬菜、坚果、鸡蛋等，其中含有的色氨酸、维生素B₆、碳水化合物、维生素D等，都可以帮助身体生产血清素。

·色氨酸原料来源：牛奶、纳豆、豆浆、鸡肉、鸡蛋、猪瘦肉、牛肉、鲑鱼、香蕉、坚果、蜂蜜等，都含有丰富的色氨酸。

·维生素B₆原料来源：牛肉、鸡肉、全谷类、豆类、坚果、菠菜等，还可以从香蕉、芒果、奇异果等水果中获得。

除此之外，很多抑郁的人都会受到季节影响，尤其在冬季缺乏足够的光照，会导致体内的血清素水平降低。因此，如果你最近感到心情特别沮丧，不妨挑选一个阳光明媚的日子，在户外与阳光亲密接触，补充一下体内的维生素D，也许你会惊喜地发现，其实事情并没有你想象的那么糟。

特别提醒一点，除了用天然方法提高血清素水平外，其他任何选择药品或保健品增加血清素的方法都要在医生的指导下进行。否则，血清素水平在短时间内突然升高，很容易导致血清素综合征的发生，甚至可能危及生命。

最后，我想对所有被抑郁困扰的朋友说：

虽然有这么多的食物和方法可以帮助我们获得快乐，但我也知道，对于很多正处于抑郁情绪中的人来说，做出改变需要很大的勇气。

这个时候，不要给自己太多的压力，也不要只坚持了一天或一周而看不到效果就放弃。毕竟，建立科学的饮食习惯不是一朝一夕的事，只要每天进步一点点，就能看到希望。

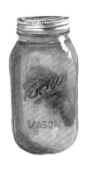

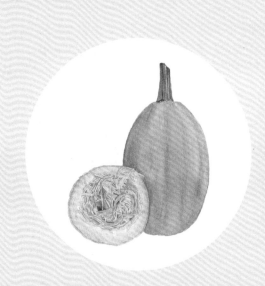

05 饮食治疗，把吃出来的肉吃回去

天生大块头？

虽然"减肥"一词看上去是超重者的专用词汇，但在实际生活中，说这句话最多的人，往往是体重非常标准的普通人，甚至是周身都看不到一丝赘肉的瘦子。而对于很多真正的肥胖者来说，多次减肥失败的经历已经将他们的耐心消耗得所剩无几，即使别人问起，他们也会无奈地摇摇头说："不减了，天生胖，没办法。"

那么，对于单纯性肥胖的人来说，胖真的是天生的吗？

虽然胖确实与基因、遗传等脱不开关系，但对于绝大多数单纯性肥胖的人来说，却不能把发胖的责任都推给父母。

很多案例都可以证明一个结论：单纯性肥胖与饮食密切相关；能量摄入与消耗是否平衡与体脂增减密切相关。

简单来说，体脂是热量在体内的储存库。人体的胖瘦过程，实际是热量平衡的结果。

如果一个人长期超量吃高热量的食物（包括高脂肪食物和高糖食物），热量的摄入超过消耗，就会造成脂肪在体内积聚过多，身体渐趋肥胖，体重超出正常范围。

因此，预防和治疗肥胖的根本方法不是节食，而是要纠正机体能量出入的不平衡，减少体脂的储存，减轻体重，从而降低慢性疾病的发病概率。

减肥时期的饮食总则

相对于激素或心理因素、遗传因素造成的肥胖，大部分人变胖的主要原因仍然是摄入热量过多，超过了人体所消耗的热量。

为了便于减肥者用简单明了、易懂好记的语言掌握科学减肥的知识与方法，奶奶在八十多岁时还把减肥时期的膳食调理方法概括成一句顺口溜——"营养你的心，苗条你的身，管住你的嘴，摆动你的腿"。

NO.1 营养你的心

这句话是指用营养知识武装头脑，树立吃出健康的科学膳食观。换句话说，就是不光要用嘴吃，还要"用心吃"。

这就要求我们在减肥的过程中，一定要明确两个理念：

病从口入：现代社会病大多与吃有关，因此一定要从源头上对饮食进行控制，重视相关的营养知识。

肥胖可减：减肥并没有你想象的那么难，只要采取正确的膳食调理方法，减肥的过程并不痛苦，而且简便易行、经济实用。只要按照计划持之以恒，身体力行，必有成效。

NO.2 苗条你的身

这句话是指把减肥者的腰围、腹围、臀围逐步减下来，达到标准。

俗话说，知己知彼，百战不殆。当你做出减肥的决定时，一定要明确以下信息：

① 知道正常体重、腰围、腹围和臀围的标准；
② 知道肥胖对人体、人生的危害；
③ 知道科学减肥的方法和步骤。

只有这样，才能有的放矢，制订科学的减肥计划，将困难逐步攻破。

NO.3 管住你的嘴

这句话的意思不是让人节食，而是让人要吃得平衡、多样、适量，按照《中国居民膳食指南（2016）》科学地吃：

平衡：荤与素、主与副、粗与细要搭配着吃。

多样：每天吃的食物种类最好在25种以上，任何一种食物都不可能包含人体所需的各种营养素。

适量：每个人可以根据自己的身高、体重、职业和活动量，灵活调整每日摄入的食物种类和数量。

NO.4 摆动你的腿

这句话就是说要每天进行一定量的运动，以达到热量进出平衡。

为了达到这一点，必须做到"三算一选"：

三算：算出自己每日热量消耗值、每日全部活动实际热量消耗值和减肥各阶段的每日热量消耗值。

一选：选择适合个人条件的、能坚持的、可实行的运动方式。

以上这几项不是递进关系，而是并列关系。

总结成一句话就是，平衡膳食，合理营养。控制每日总热量摄入，在保证营养平衡的前提下，减少体脂，从而达到逐步减轻体重的目的。

跟着做，就能瘦

三月不减肥，四月徒伤悲；四月不减肥，五月徒伤悲……如果想早一点获得健康苗条的身姿，就从今天开始吧！

第一步：减少每日摄入的总热量

健康人群的膳食要求是每天的热量摄入要保证出入平衡。而对于超重和肥胖者来说，其膳食供应的热量必须低于机体实际消耗的热量才能够促使体内积累的、过去长期超量摄入的热量被代谢掉，才能逐步减掉多余的体脂，恢复到正常的体重。

那么，低热量饮食就是减肥食谱的核心。

具体热量低多少合适，应视每个人的具体情况按体重千克数计算出来。一般总热量平均要低于正常体重热量需要的10%，或20~25 kcal/（kg体重·天）。

为了达到这一目标，应该吃什么，不应该吃什么，拒绝什么食物才能限制总热量的摄入呢？

简单地说，任何能够产生高热量的食物都应该在限制的范围里，主要包括以下几种：

限制高脂肪食物

脂肪是产生热量最多的营养素，因此，一切高脂肪的食物都应该受限制。尤其在减肥膳食中，脂肪占的热量比例应该在25%以下。

油炸食品，如油条、薯片、薯条、炸鸡腿等都应从减肥食谱中删去。

各种肉类，尤其猪肉、牛肉等，应从减肥食谱中删去。因为，即使是瘦肉，其中的脂肪含量也非常高。为了保证营养，可以选择鱼虾类、去皮的鸡鸭肉等进行替代。

烹调用油，放的量一定要少，正常人每人每天30 g，减肥时25 g足够了。为了减少烹调用油，烹调方法可以选择蒸、煮、汆、炖或凉拌等，代替传统的大火爆炒。

小心坚果。坚果个头虽小，热量却不容小觑。几乎所有的坚果，如花生、榛子、开心果、核桃、杏仁甚至葵花子都含有丰富的油脂，比如2个整核桃的油脂就相当于10 g榨好的植物油。然而，由于其外表太具有迷惑性，我们在吃这些零食的时候常常不自觉就吃得过量。因此，减肥食谱中，坚果的摄入量一定要限制，否则它会成为减肥路上最大的绊脚石。

限制高糖的食物和饮料

高糖的食物和饮料也是最能够产热的。这是因为甜食的甜味剂基本是蔗糖、葡萄糖等简单的糖类，更容易以脂肪的形式在体内储存。

因此，像甜点心、奶油蛋糕、可乐、果汁、糖果等"热量炸弹"在减肥期间最好不要吃。

除此以外，我们日常吃的主食，其主要成分是淀粉，也就是多糖。主食虽然属于糖类，但在减肥期间，不用彻底戒掉，只需限量摄入即可。

每天吃多少主食，应根据个人的具体情况计算。一般来说，碳水化合物在减肥食谱中的热量比例应为40%~55%。

适量肉、蛋、奶

蛋白质也能供能，但在正常膳食中，蛋白质的主要作用为修复和更新组织结构，基本不参与供能。

在减肥的低热量膳食食谱中，不能只用肉类来充饥。因为食物中的蛋白质在体内代谢过程中不会像脂肪或碳水化合物那样代谢完全，其最终产生的代谢废物必须通过肝、肾等脏器才能完成代谢和排泄。如果长期大量摄入蛋白质，就会造成肝肾功能的负担，导致肝肾功能受损。

因此，在减肥期间，食用含高蛋白质的食物应适量。一般来说，蛋白质在减肥膳食中的热量比例应为12%~15%。可以选择牛奶、鸡蛋、鱼类、鸡鸭、大豆制品和猪瘦肉等高生物价的食物，但每天不要超过100~150 g。

第二步：减少额外加餐

很多在减肥却永远也减不下来的人总是会说："我是易胖体质，喝口凉水都长肉。"实际上，如果把他们一天吃的所有食物记录下来，事实会证明："上帝"是公平的，"喝口凉水都长肉"是不存在的，只不过"自己吃过东西"这件事已经被他们选择性遗忘了。

众所周知，肥胖者的食欲往往非常好，限制饮食难如登天。最常出现的情形是，正餐限制了，就想加点零食以解饥饿之难。

然而，加餐的量是最难掌握的，稍微不注意，就很容易超过计划标准，导致减肥失败。

因此，在制订减肥膳食计划时，可以把每天食物的总量分成3~4餐或4~5餐，保证每餐都吃，但每餐都只吃七分饱。运用这种方法，既可以有效地减少饥饿感，又能保证每日总热量不超标。

千万不能为了追求瘦得快而选择不吃早餐，或者每天只吃1~2餐。因为餐次过少，会使人处于过于饥饿的状态，导致下次就餐时进食过量。更重要的是，从生理上看，人在饥饿状态下摄入的产能营养素会很快进入细胞内，加快体内合成代谢，这就意味着体内脂肪合成也在加速。因此，餐次太少不利于减肥。要想减肥成功，尤其睡前不能加餐，吃了就睡最能攒肉。

第三步：减少诱惑

食欲好，如果再遇上合自己口味的美食，再坚强的意志也会瞬间垮塌。

然而，美食好吃长肉也快。为了少给自己制造些诱惑，减肥膳食应该多样化，只要符合身体营养需求就行，不用太追求色、香、味俱全。

尤其是要限盐、限糖、少吃辛辣的食物。最好不要选择食用易消化、好吸收的粥类、汤面等，这些食物的血糖指数很高，容易增重；可以选择米饭、杂粮等热量稍低、血糖指数低的食物作主食。

第四步：食物多样化

真正的减肥，是减热量，减少体内脂肪的合成，消耗体内多余的脂肪，但身体需要的其他营养素，如各种矿物质、维生素等，一个都不能少。

因为这些营养素不仅可以维持身体的正常运转，还能增加体内脂肪的分解和消耗，比如维生素B_1可以参与脂肪的分解过程，维生素A和维生素D能抑制脂肪细胞分化和发育等，一旦缺乏，反而会进一步促进肥胖的发生。

只有食物多样化，才能保证各种营养素的供给。

按照《中国居民膳食指南（2016）》要求，每天应保证食用蔬菜500~800 g、水果400 g左右。

因为蔬菜和水果热量低，矿物质、维生素充足，膳食纤维多，既能增加饱腹感，又能补充减肥时需要的维生素和矿物质，多吃一些也不会破坏饮食计划。如果饥饿感较强，这个数量还可以增加。

主食里要增加粗粮。各种粗粮的热量虽然不比精米细面低，但它的膳食纤维含量较高，在胃肠内的停留时间较长，有比较好的饱腹感，可以帮助减少食物摄入量。另外，各种粗粮还含有较多的微量元素，如荞麦面、莜麦面等都是减肥的好帮手。

第五步：吃混合食物

相对单一食物，混合食物营养素比较齐全，热量较低。

据医学专家实际测定，任何食物吃进体内都会有一个升高血糖的反应，这个反应用"血糖指数"来表示。一般来说，高糖、高脂的食物和容易消化吸收的粥类、面糊等，血糖指数高。血糖指数高的食物，容易被吸收、储存。

随后，研究人员进一步发现：混合食物的血糖指数最低，比如白馒头的血糖指数是83，白糖的血糖指数是80，但饺子的血糖指数却只有36。

因此，在减肥期间，可以适当吃些诸如饺子、包子等带馅的食物。这些食物馅料丰富，包含的食物种类较多，营养素也会比较齐全。

需要注意的是，在做馅的时候，不能多放油和肉。肉和菜的比例以1：2或1：3最为适宜。

胖，不是一天就胖的；瘦，也不能一蹴而就。

与药物或者手术方法相比，饮食减肥虽然是慢功，但却是最天然、最安全、没有任何副作用且最不易反弹的。保证饮食减肥成功的关键，就在持之以恒。千万不要轻易放弃哦！

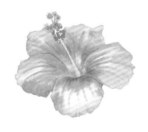

06 做自己的能量专家，赶走疲惫和无力，让身体活力无限

减脂与美味可以兼得

有人认为，吃饭讲究营养太麻烦，会失掉很多生活乐趣，好吃的东西热量高，有营养的东西又不好吃。

其实，讲究饮食营养和品尝美味两者并不矛盾。只要养成良好的饮食习惯，做到"合理营养，平衡膳食，科学烹调"，就可以做出既美味又不易发胖的科学膳食。

比如，爱吃肉的人可以小火慢炖五花肉，肉炖烂了，肉中脂肪也大部分溢出，做出的成品肉质软烂、香气扑鼻，既营养健康，又美味可口。

再比如，没有时间做饭，可以将白菜、香菇、豆腐、胡萝卜、瘦肉、木耳等炖成什锦砂锅，制作方法简单，食物搭配种类繁多，吃起来暖心又暖胃。

世上无难事，只要你肯开动脑筋，将食物合理搭配、科学烹调，就能做到营养、美味两相宜。

学会吃饭，远离"过劳肥"

空闲的时候，做饭是一种调剂；忙碌的时候，做饭就成了一种"酷刑"。尤其是辛苦工作了一整天，好不容易拖着疲惫的身体回家，还要绞尽脑汁思考饭菜的营养搭配，确实有点力不从心。

因此，人们在忙碌、有压力的情况下，反而是最容易变胖的，也就是我们常说的"过劳肥"。然而，工作再忙碌，也不能牺牲了健康与美丽，只要掌握几种厨房中的小技巧，只用十几分钟，就能给自己准备一份既营养又美味的活力膳食。

快手早餐，健康营养

早餐吃得好，一上午都会能量满满。但对上班族来说，早上这一餐也是最容易被忽视的。即便记着吃，也是简单对付一口，或者在街边随便买点。

其实，自己在家准备早餐并不麻烦，只要按照以下几种推荐，每天早晨只需花上10 min，就能吃上既营养又健康的早餐哦！

饮品推荐：牛奶、豆浆、稀粥、馄饨等。

早晨刚刚起来，身体处于缺水状态，虽然已经喝了一杯温水，但我们中国人还是习惯吃点稀的，如牛奶、豆浆、稀粥、馄饨等。

其中要数牛奶最简单、方便，既能为身体补充能量，又能与干食搭配。

当然，如果你不喜欢喝牛奶或对乳糖吸收不好，豆浆也是不错的选择。现在市面上卖的豆浆机用起来都很方便，你可以在起床时就把豆浆机打开，等洗漱完毕，准备好主食时，豆浆也准备完毕。如果嫌麻烦或时间来不及，直接冲一杯现成豆浆粉也是一个不错的选择。

如果你喜欢喝粥的话，可以煮点小米粥、杂粮粥、杂豆粥等。如果怕早上时间来不及，可以用电饭煲的预约功能，晚上把食材准备好放在锅里，早上起来就可以喝上现成的热粥了。

另外，你也可以利用休息时间，给自己包点小馄饨放入冰箱里冻起来，早晨起床后直接下锅去煮，再放上虾皮和紫菜，同样营养又便利。

主食推荐：快手蔬菜饼、全麦面包片、馒头片、小花卷、小包子等。

早餐一般不用太多样的食物搭配，主要以补充热量和蛋白质为主，你可以选择西式的全麦面包，也可以选择中式的馒头片、小花卷、小包子等。

很多人觉得早餐做饼很麻烦，其实不然。如果选择做最简单的煎蛋饼、蔬菜饼，一般不超过5 min就能搞定。

如果想时间再短一些，你还可以提前准备一袋切片面包，起床后把面包片放入面包机烘烤一下；或者用平底锅煎馒头片，再配上一个煎蛋，都只需几分钟而已。

快手午餐，均衡营养

午餐是一天中承上启下的一餐，在种类上要比早餐丰盛许多。

按照科学膳食的搭配原则，午餐既要有谷类食物，还要有肉类、蔬菜、豆类等。如果条件允许，再加个汤就更完美了。

主食推荐：杂粮米饭、馒头、花卷、发糕、烙饼、面条、豆包等。

午餐要选择耐饥饿又高产能的健康食物，既要补充上午的能量消耗，又要为下午的工作和学习做好能量储备。所以主食要以谷类食物为主，以便为我们的身体提供充足的能量。

如果是在家自己准备，可以利用空闲时间提前把米饭或面食做好，放入冰箱内，吃的时候拿出来直接热一下即可。

为了保证摄入食物的多样性，在准备米饭和面食的时候，可以在里面加些粗粮、杂豆等，如玉米、紫米、燕麦、红豆、绿豆等，做到粗细搭配。

当然，你也可以直接做蛋炒饭、肉丝炒饼、打卤面、炸酱面、炒年糕等，里面可以随意搭配一些肉、蛋、蔬菜等，"一站式"配齐主食与配餐。

配餐推荐：肉禽类、蛋类、蔬菜、豆制品等。

如果是自己在家做午餐，最好能保证现做现吃，将营养与美味保留在巅峰状态。

为了节省每天的思考时间，可以利用周末的时间列出下一周的午餐食谱，然后按计划准备材料。如此一来，只要每天晚上把第二天午餐需要的材料都洗净、切好，放入冰箱保存，第二天中午拿出来就能直接烹制了。

一般比较快手的配餐包括：炒三丝（肉丝、胡萝卜丝、青椒丝）、青椒木耳炒肉、蒜薹炒肉、秋葵炒蛋、黄瓜炒蛋、虾仁豌豆玉米粒、虾仁笋片、清炒豆芽及各种绿叶菜等，基本都能在十几分钟内搞定，既有速度又有味道。

如果你是上班族，需要在公司吃午餐，可以提前一晚准备好便当，第二天再带到公司。

为了让午餐做到荤素搭配，你可以在周末炖一些肉，如牛肉、排骨、鸡肉等，里面加入一些容易保存的蔬菜，如香菇、豆腐、萝卜等，上班时直接取一份放入饭盒带到公司，中午加热一下就可以了。

如果想吃得丰富些，你也可以额外增加一些凉拌菜，如凉拌西蓝花、凉拌鸡丝、拌木耳等，或单独准备一份蔬菜沙拉。这样搭配起来，就能得到一份有荤有素、有肉有菜的合格午餐了。

快手晚餐，清淡营养

作为一天的最后一餐，晚餐不宜吃太多、太丰盛，但清淡营养的晚餐还是要吃的。在种类的选择上，以脂肪少、容易消化的食物为宜。

主食推荐：米饭、馒头、花卷、豆包、饼、面条、粥等。

晚餐主食可选择米饭或面食，也可准备一份粥，如玉米渣粥、杂豆粥、蔬菜粥等，让食物种类更丰富，还能促进消化。

配餐推荐：鱼类、虾类、青菜类。

为避免摄入过多脂肪，晚餐的荤菜可选择鱼虾类，如清蒸鱼、虾仁豆腐等。如果与中午的菜色重复，还可以换成其他肉类，如冬瓜炒肉、鸡丝炒茭白等。

另外，晚餐的蔬菜也尽量与中午有所区分。比如，午餐时绿叶蔬菜吃得少，晚餐就可以增加一些绿叶蔬菜比重，如菠菜粉丝、香菇油菜、蒜蓉莜麦菜及各种拌菜等。

自己准备营养减脂餐，并没有你想象的那么难。只要遵循粗细搭配、荤素搭配的膳食原则，加上一些食材搭配技巧和一点熟能生巧的练习，哪怕是完全不会做菜的小白也能轻松上手，用最短的时间准备出自己的三餐。

最后，我想告诉大家的是，单纯追求体重数字的降低，不一定会带来真正的健康；而合理膳食的结果，却一定会让你轻松变瘦。当你真的开始将自己的饮食结构调整到健康的轨道，你会惊讶地发现：它带给你的惊喜，绝对超出你的想象。

相比起变瘦之道，真正让人受益终身的，是一种可以传承下去的理念。

我在奶奶的言传身教下，获得了她摸索了一辈子的营养经验，并从中获益匪浅。虽然奶奶被誉为"营养泰斗""学术权威"，但在我看来，她更是一位以实践闻名的营养大使，她的研究从来不限于理论，而是要把"好好吃饭"的学问带进千百万家庭的厨房，带到老百姓日常的餐桌上。

如今，我也希望能够将这个任务传承下去，将营养、健康的餐食带到千家万户，也希望每一个看完这本书的人，都能在繁忙的间隙享受自己做饭的幸福感，赶走疲惫、活力满满，将健康与美丽牢牢掌握在自己手中。

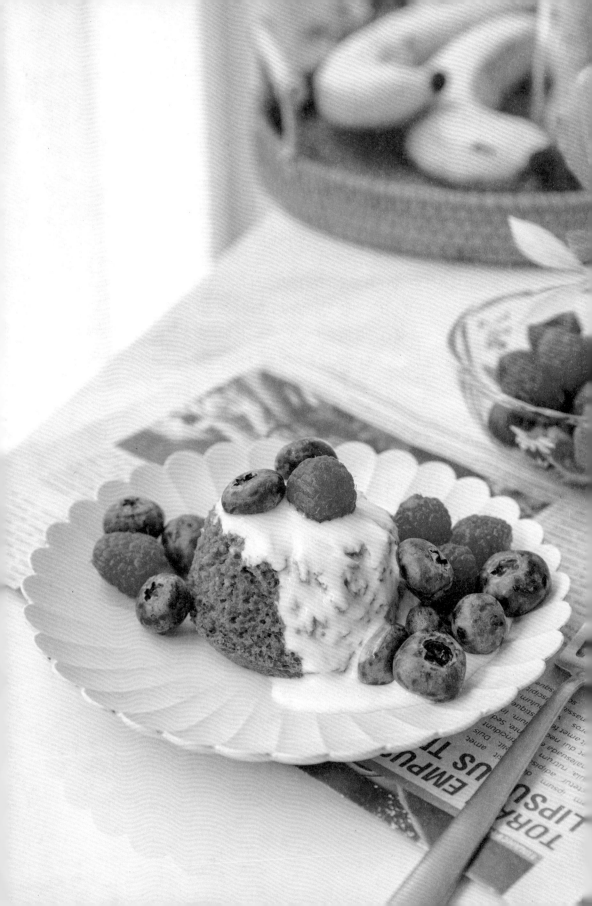

【菜谱】无油无糖无面粉爆浆可可蛋糕

食材：山药200 g、鸡蛋1个（60 g）、香蕉1根（105 g）、无糖脱脂可可粉20 g、脱脂酸奶1盒。

总热量：432 kcal。

🍴 制作过程：

① 山药、鸡蛋、香蕉、无糖脱脂可可粉放入搅拌机打碎。

② 糊状成品放入容器，送进微波炉加热5 min。

③ 淋上脱脂酸奶1盒，撒上无糖脱脂可可粉少许。

④ 点缀上蓝莓、树莓等喜欢的水果就可以开吃啦！

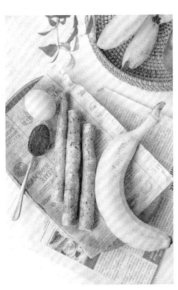
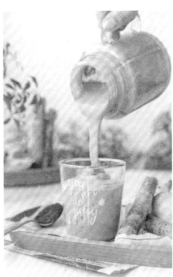
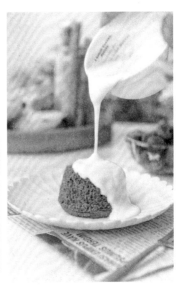

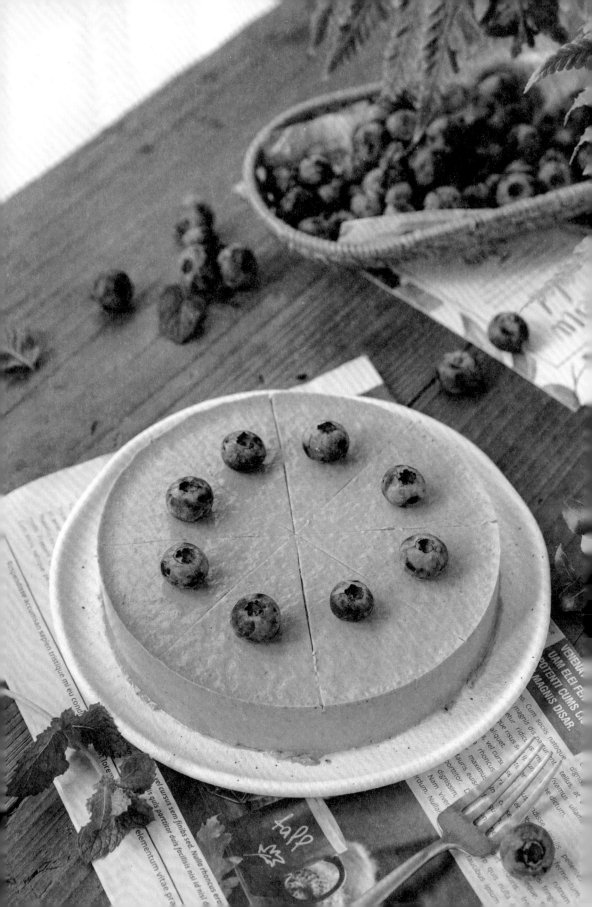

【菜谱】0油0糖的蓝莓慕斯

食材：蓝莓100 g、零卡糖25 g、燕麦片50 g、无糖酸奶250 g、低脂牛奶200 g、吉利丁片15 g。

总热量：493 kcal。

制作过程：

① 吉利丁片冷水泡软。

② 蓝莓和零卡糖入锅搅拌熬制蓝莓酱（不用加水）。

③ 燕麦片、无糖酸奶、蓝莓酱用料理机搅匀，低脂牛奶加热后放入泡软的吉利丁片搅至融化。

④ 牛奶吉利丁液倒入蓝莓糊搅匀，倒入蛋糕模具，隔夜冷藏至凝固。

⑤ 摆上若干新鲜蓝莓装饰即可。

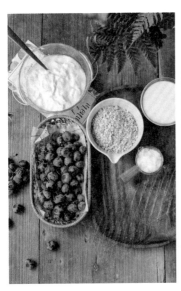
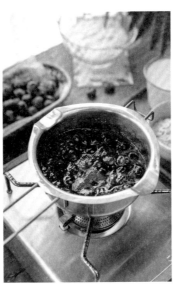
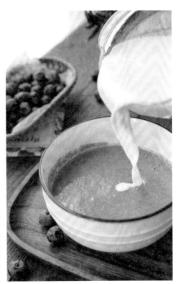

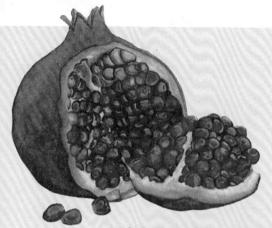

不会发胖的零食"盛宴"

（一）可经常食用的零食

低脂、低盐、低糖类。如无糖或低糖燕麦片、煮玉米、全麦面包、全麦饼干、豆浆、烤黄豆、香蕉、西红柿、黄瓜、梨、桃、苹果、柑橘、西瓜、葡萄、纯鲜牛奶、纯酸奶、葵花子、大杏仁、松子、榛子、土豆、不加糖的鲜榨橙汁、西瓜汁、芹菜汁等。

（二）可适当食用的零食

中等量的脂肪、盐、糖类。如黑巧克力、牛肉干、火腿肠、酱鸭翅、肉脯、卤蛋、鱼片、蛋糕、怪味蚕豆、卤豆干、海苔片、苹果干、葡萄干、奶酪、奶片、琥珀核桃仁、花生蘸、盐焗腰果、甘薯球、地瓜干，以及果汁含量超过30%的果（蔬）饮料如山楂饮料、杏仁露、乳酸饮料等。

（三）限制食用的零食

高糖、高盐、高脂肪类。如棉花糖、奶糖、糖豆、软糖、水果糖、话梅糖、炸鸡块、炸鸡翅、炸鸡翅根、膨化食品、巧克力派、奶油夹心饼干、方便面、奶油蛋糕、罐头、各种果脯蜜饯、蜜枣脯、胡萝卜脯、苹果脯、炼乳、炸薯片、可乐、雪糕、鲜奶冰激凌、水果冰激凌等。

综合食谱

【一周减脂食谱】（一）
（每日摄入约1900 kcal能量，一人份）

周　一

早餐：牛奶250 g、煮鸡蛋1个、凉拌三丝150 g。

上午加餐：苹果100 g。

午餐：薏米饭100 g、清蒸带鱼150 g、香菇炒油菜100 g、白菜豆腐汤150 g。

下午加餐：雪梨汁150 mL。

晚餐：黄瓜炒肉150 g、紫薯泥75 g、番茄菜花150 g。

总热量：1173 kcal。

周　二

早餐：蔬菜汁250 mL、水煮鸡胸肉1块、番茄鸡蛋豆腐汤150 g。

上午加餐：草莓100 g。

午餐：杂粮饭100 g、煎鳕鱼150 g、醋熘豆芽100 g、海带豆腐汤150 g。

下午加餐：鲜榨橙汁150 mL。

晚餐：蒸红薯75 g、蘑菇炒肉150 g、番茄蔬菜汤150 g。

总热量：1042 kcal。

周 三

早餐：牛奶燕麦粥200 g、煮鸡蛋1个、南瓜吐司50 g。

上午加餐：香蕉1根。

午餐：杂粮饭100 g、海带排骨汤200 g、烂肉豇豆100 g、番茄炒鸡蛋150 g。

下午加餐：猕猴桃1个。

晚餐：香菇炒鸡肉150 g、鸡蛋羹150 g、素烧茄子150 g。

总热量：1267 kcal。

周 四

早餐：黑芝麻豆浆250 mL、烤肉肠70 g、苦瓜烘蛋150 g。

上午加餐：酸奶100 g。

午餐：南瓜小米粥200 g、鱼香肉丝150 g、菠菜鸡蛋汤150 g、红烧牛肉150 g。

下午加餐：苹果100 g。

晚餐：海米冬瓜150 g、紫薯泥75 g、蒜蓉苋麦菜150 g。

总热量：1465 kcal。

周 五

早餐：红枣麦片粥200 g、葡萄干面包50 g、海带丝拌豆腐干100 g。

上午加餐：酸奶100 g。

午餐：玉米饭100 g、菠菜汆丸子150 g、茄子烧肉100 g、酸萝卜老鸭汤150 g。

下午加餐：草莓汁150 mL。

晚餐：苦瓜炒肉150 g、南瓜馒头75 g、酱烧冬笋150 g。

总热量：1624 kcal。

周　六

早餐：核桃花生牛奶250 g、煮鸡蛋1个、全麦面包70 g。

上午加餐：苹果100 g。

午餐：薏米饭100 g、番茄烩虾仁150 g、醋熘圆白菜100 g、菠菜肉片汤150 g。

下午加餐：麦麸饼干30 g。

晚餐：洋葱炒肉150 g、韭菜鸡蛋饼100 g、芹菜豆腐干150 g。

总热量：1409 kcal。

周　日

早餐：燕麦酸奶250 g、炒滑蛋1个、白菜饺子4个。

上午加餐：猕猴桃100 g。

午餐：炒荞麦面100 g、彩椒牛肉150 g、麻婆豆腐100 g、绿豆排骨汤150 g。

下午加餐：银耳羹150 mL。

晚餐：豆角炒肉150 g、鹰嘴豆泥75 g、醋熘土豆丝150 g。

总热量：1572 kcal。

注：

① 汤、粥重量均包含水分；花卷、馒头、面包1个约50 g。

② 水果可选择所在国出产的时令水果。鲜榨果蔬汁可不同品种、口味组合，新鲜饮用。

③ 主食每餐75~100 g：女性75 g左右，男性100 g左右。

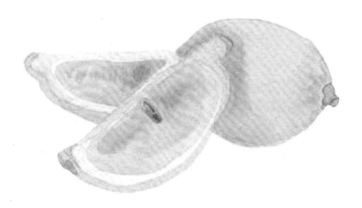

综合食谱

【一周减脂食谱】（二）

周　一

早餐：牛奶250 g、煮鸡蛋1个、炒豆芽150 g、全麦吐司50 g。

上午加餐：苹果100 g。

午餐：二米饭100 g、香煎鳕鱼150 g、红烧鸡腿肉100 g、白菜豆腐汤150 g。

下午加餐：酸奶50 g。

晚餐：水煮白菜150 g、荞麦面100 g、番茄虾仁100 g。

总热量：1411 kcal。

周　二

早餐：红豆豆浆250 mL、无油煎蛋1个、全麦南瓜吐司100 g。

上午加餐：苹果100 g。

午餐：藜麦饭100 g、土豆烧牛肉150 g、鲜蘑炒马蹄100 g、海带老鸭汤150 g。

下午加餐：猕猴桃1个。

晚餐：蚝油生菜150 g、紫薯泥75 g、韭菜炒鸡蛋100 g。

总热量：1252 kcal。

周 三

早餐：豆腐脑200 g、煮鸡蛋1个、凉拌菠菜150 g。

上午加餐：香蕉1根。

午餐：紫薯山药泥100 g、红烧鸡胸肉150 g、蒜蓉西蓝花100 g、茼蒿圆子汤150 g。

下午加餐：苹果汁150 mL。

晚餐：白菜汆丸子150 g、南瓜泥75 g、干煸豆角150 g。

总热量：958 kcal。

周 四

早餐：红薯燕麦粥250 g、煮鸡蛋1个、盐焗鸡肉150 g。

上午加餐：苹果100 g。

午餐：薏米饭100 g、清蒸带鱼150 g、香菇炒油菜100 g、白菜豆腐汤150 g。

下午加餐：雪梨汁150 mL。

晚餐：黄瓜炒鸡丁150 g、鸡蛋羹100 g、番茄菜花150 g。

总热量：1288 kcal。

周 五

早餐：牛奶250 g、鹌鹑蛋4个、凉拌金针菇150 g。

上午加餐：腰果30 g。

午餐：玉米饭100 g、清炖牛肉150 g、番茄土豆100 g、紫菜蛋花汤150 g。

下午加餐：苹果1个。

晚餐：茭白炒鸡肉150 g、蒸茄泥75 g、醋熘土豆丝150 g。

总热量：1336 kcal。

周 六

早餐：红枣豆浆250 mL、煮鸡蛋1个、豆腐干拌黑木耳150 g。

上午加餐：猕猴桃100 g。

午餐：猪肉水饺6个、白菜豆腐100 g、炒西葫芦100 g、黄瓜煎蛋汤150 g。

下午加餐：鲜核桃50 g。

晚餐：丝瓜炒肉150 g、红薯泥75 g、水煮玉米150 g。

总热量：1309 kcal。

周 日

早餐：大麦粥250 g、煮鸡蛋1个、卤牛肉100 g。

上午加餐：酸奶100 g。

午餐：杂粮饭100 g、清炖鲫鱼150 g、炒杏鲍菇100 g、番茄黄瓜汤150 g。

下午加餐：苹果100 g。

晚餐：清炒虾仁100 g、菠菜面75 g、番茄炒蛋150 g。

总热量：1306 kcal。

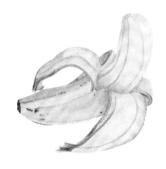